Kontrastmittel in der Röntgendiagnostik

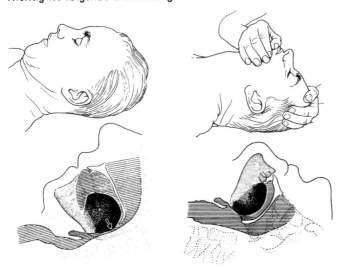

Abb. **18** Hervorholen des Zungengrundes durch vorgeschobenen Unterkiefer.

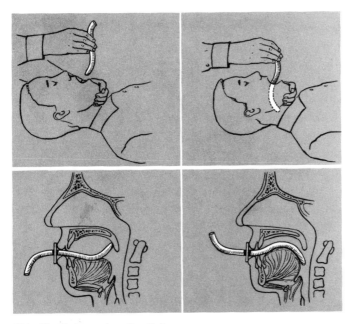

Abb. **20** Einlegen eines Oro-Tubus.

Elke, Kontrastmittel in der Röntgendiagnostik, 2. Aufl.
ISBN 3-13-512402-9

Kontrastmittel in der Röntgendiagnostik

Untersuchungen · Komplikationen · Behandlung

von Manfred Elke
unter Mitarbeit von
Hans-Erich Schmitt und Kay Brune

2., neubearbeitete Auflage
21 Abbildungen, 10 Tabellen

1982
Georg Thieme Verlag Stuttgart · New York

Prof. Dr. med. *Manfred Elke*, Universitätsinstitut für medizinische Radiologie, Röntgendiagnostik, Kantonsspital Basel

Prof. Dr. med. *Kay Brune*, Universitätsinstitut für Pharmakologie und Toxikologie, Erlangen — Nürnberg

Priv.-Doz. Dr. med. *Hans-Erich Schmitt*, Universitätsinstitut für Med. Radiologie, Röntgendiagnostik, Kantonsspital Basel

Die erste Auflage erschien unter dem Titel: „Notfallsituationen in der Röntgendiagnostik" von Manfred Elke und Anne Ferstl.

CIP-Kurztitelaufnahme der Deutschen Bibliothek

Elke, Manfred:
Kontrastmittel in der Röntgendiagnostik : Unters.,
Komplikationen, Behandlung / von Manfred Elke.
Unter Mitarb. von Hans-Erich Schmitt u. Kay
Brune. — 2., neubearb. Aufl. — Stuttgart ; New
York : Thieme, 1982.
1. Aufl. u.d.T.: Elke, Manfred: Notfallsituationen
in der Röntgendiagnostik

Wichtiger Hinweis:
Medizin als Wissenschaft ist ständig im Fluß. Forschung und klinische Erfahrung erweitern unsere Kenntnisse, insbesondere was Behandlung und medikamentöse Therapie anbelangt. Soweit in diesem Werk eine Dosierung oder eine Applikation erwähnt wird, darf der Leser zwar darauf vertrauen, daß Autoren, Herausgeber und Verlag größte Mühe darauf verwandt haben, daß diese Angabe genau dem Wissensstand bei Fertigstellung des Werkes entspricht. Dennoch ist jeder Benutzer aufgefordert, die Beipackzettel der verwendeten Präparate zu prüfen, um in eigener Verantwortung festzustellen, ob die dort gegebene Empfehlung für Dosierungen oder die Beachtung von Kontraindikationen gegenüber der Angabe in diesem Buch abweicht. Eine solche Prüfung ist besonders wichtig bei selten verwendeten Präparaten oder solchen, die neu auf den Markt gebracht worden sind.

1. Aufl. 1974

ISBN 3-13-512402 9

Vorwort zur 2. Auflage

Wesentliche Fortschritte bei der Entwicklung neuer Kontrastmittel und röntgendiagnostischer Verfahren verlangten eine vollständige Neubearbeitung der „Notfallsituationen in der Röntgendiagnostik". Dabei haben mich nach dem Ausscheiden von Dr. *A. Ferstl* vor allem mein langjähriger Mitarbeiter, Priv.-Doz. Dr. *H.E. Schmitt,* der sich speziell der kardiovaskulären Röntgendiagnostik widmet, und Prof. *K. Brune* als Pharmakologe unterstützt. Prof. *E.C. Lasser,* San Diego (Kalifornien), Dr. *R. Raininko,* Turku (Finnland), und Dr. *U. Speck,* Berlin erlaubten freundlicherweise die Wiedergabe von Abbildungen. Wertvolle Vorschläge und Anregungen kamen namentlich von Dr. *W. Clauss,* Berlin, Prof. Dr. *E. Felder,* Milano, Prof. Dr. *F. Follath,* Basel, Prof. *U. Gruber,* Basel, Dipl.-Chem. *J. Lautrou,* Paris, Dr. *H. Meiler,* Berlin, Dr. *K. Weber,* Basel, und Prof. *E.A. Zimmer,* Fribourg. Frau *K. Suter* hat mit großer Geduld die Schreibarbeiten bewältigt.

Herr Dr. med. h.c. *Günther Hauff* und der Georg Thieme Verlag unterstützten in bewährter Weise auch diese Neubearbeitung. Ihnen allen sei herzlich gedankt.

Basel, März 1981   *M. Elke*

Vorwort zur 1. Auflage

Dem Konzept dieses Büchleins liegen Vorträge über Notfallsituationen und Übungen mit Ärzten und technischen Röntgenassistentinnen zugrunde. Der vielfach ausgesprochene Wunsch, sich über diese Fragen weiter orientieren zu können, veranlaßte uns schließlich zu einer schriftlichen Zusammenfassung. Sie sollte in erster Linie auf die praktischen Bedürfnisse abgestimmt sein. Deshalb stehen Komplikationen bei hochspezialisierten Untersuchungen auch nicht im Mittelpunkt der Ausführungen. Für diese Fälle sind eingehende Erfahrungen spezieller Arbeitsgruppen und Literaturstudien unumgänglich. Dementsprechend haben wir den Umfang unserer Orientierungshilfe dort begrenzt.

In erster Linie sollte allen in der Praxis röntgenologisch tätigen Ärzten, jungen Röntgenärzten, Studenten und technischen Röntgenassistentinnen ein Überblick vermittelt werden. Selbstverständlich beeinflussen die eigenen Erfahrungen stark die Behandlungsvorschläge. Gerade in der Medikamentenauswahl soll mit unseren Angaben anderen guten Erfahrungen nicht vorgegriffen werden. Uns lag nur daran, die für das praktische Handeln notwendigen Voraussetzungen in einer verständlichen und übersichtlichen Form darzustellen.

Besonderer Dank gebührt Fräulein *M. Simon* und Herrn *H.P. Kehrer* für die zeichnerischen und fotografischen Arbeiten sowie Frau *L. Mersing* für die mühevolle Schreibarbeit. Die Oberärzte der Medizinischen Universitätskliniken am Kantonsspital Basel, Dr. *M. Baur* und Dr. *R. Ritz,* haben uns bei einzelnen Fragen beraten. Unserer Schulleiterin, Fräulein *S. Meister,* und deren Schülerinnen danken wir für ihre Unterstützung bei den dargestellten praktischen Übungen. Schließlich gilt unser Dank Herrn Dr. med. h.c. *Günther Hauff* und dem Georg Thieme Verlag für ihre Hilfe bei der Gestaltung dieses Büchleins.

Basel, April 1974   *M. Elke* und *A. Ferstl*

Inhaltsverzeichnis

1. Einleitung

Das Büchlein behält auch nach der Neubearbeitung seine ursprüngliche Zielsetzung: Es soll den praktisch tätigen Röntgenärzten und ihren Mitarbeitern verständliche Informationen liefern über *Kontrastmittel* (KM) und *Zwischenfälle,* die bei Röntgenuntersuchungen *ohne und nach KM-Anwendung* auftreten können. Wichtige Angaben über verschiedene KM-Eigenschaften, die Häufigkeit von *Nebenwirkungen* (NW) sowie Therapievorschläge werden tabellarisch zusammengefaßt. Damit soll auch unter dem Zwang zum raschen Handeln ein schneller Zugriff zu bestimmten Daten ermöglicht werden.

Der einzelne Röntgenarzt kann kaum noch die umfangreiche Literatur und die laufend neu hinzukommenden Daten zu diesem Thema überblicken. Im Text sind deshalb wichtige Literaturstellen zitiert, während das viel umfangreichere abschließende Literaturverzeichnis zum fortführenden Selbststudium anregen soll.

Bei Beachtung der *Kontraindikationen* (s.a. die entsprechenden Abschnitte in Kapitel 5 „Risikofaktoren und Kontraindikationen") zu bestimmten KM-Untersuchungen sind schwerwiegende Komplikationen heute selten geworden. Die Erfahrung des einzelnen Arztes und seiner Mitarbeiter mit NW ist daher beschränkt. Sie sollen deshalb durch wiederholte theoretische Instruktionen und praktische Übungen so trainiert werden, daß sie Risiken besser einschätzen lernen, schon geringe Reaktionszeichen bemerken und werten sowie plötzlich auftretende schwere Komplikationen angemessen behandeln können. Schwerwiegende Reaktionen können ohne Vorzeichen wie ein Blitz aus heiterem Himmel auftreten. Andererseits können auch anfangs leichte Reaktionen unvermittelt lebensbedrohlich werden. Es gibt Zwischenfälle bei Röntgenuntersuchungen, die mit der Grundkrankheit und dem Zustand des Patienten in Zusammenhang stehen, jedoch mit der Röntgenuntersuchung selbst nur indirekt zu tun haben. Eine vorbestehende Schädigung, besonders des kardiovaskulären, respiratorischen und zentralnervösen Systems, stellt für eine KM-Anwendung stets ein höheres Risiko dar. In derartigen Fällen muß vorher das Gespräch mit dem zuweisenden Arzt über Nutzen und Risiko der Untersuchung für den Patienten gesucht werden.

Neben dem empfohlenen Training halten wir in der täglichen Praxis für die Dokumentation der Komplikationen einen Überwachungsbogen für sinnvoll. Auf ihm sind bekannte Allergien, die Prämedikation, klinische Diagnose und Allgemeinzustand des Patienten, KM-Art und -Menge, deren Verabreichungsmodus und schließlich mögliche NW und deren Behandlung vermerkt. Puls und Atmung, in komplizierteren Fällen auch der Blutdruck, werden kontrolliert und registriert. Außerdem sind die Zeitdauer einer Reaktion und die Behandlungmaßnahmen schriftlich festzuhalten. Derartige

Unterlagen werden mitgegeben, falls eine Weiterbehandlung außerhalb der Röntgenstation notwendig ist. Gleichzeitig wird mit dieser Checkliste das übergeordnete Ausbildungsziel erreicht: Patienten in ihrer Untersuchungssituation und mögliche Risiken besser verstehen zu lernen.

2. Kontrastmittel

2.1 Allgemeine Prinzipien

Auf der molekularen Ebene der KM finden die ersten Reaktionsstufen zwischen exogenen und endogenen Faktoren statt, die Reaktionsketten auslösen. Sie können dann zum klinischen Bild der KM-NW führen.

Röntgen-KM sind *gasförmige, flüssige* oder *feste Stoffe*. Sie absorbieren aufgrund ihrer physikalischen Eigenschaften in unterschiedlichem Ausmaß Röntgenstrahlen und erzeugen damit diagnostisch erwünschte Kontraste. Unter den „röntgenpositiven KM" sind wasserlösliche und ölige Substanzen sowie Kolloide bzw. Aufschwemmungen zu unterscheiden. Die wasserlöslichen KM werden am häufigsten angewendet. Bei ihnen treten deshalb auch die praktisch wichtigsten NW auf.

Das ideale KM wäre eine inerte Substanz, die sich lediglich an einem gewünschten Ort für eine gewünschte Zeit anreichert. Sie sollte keine NW hervorrufen, vollständig ausgeschieden werden und außerdem preisgünstig sein. Bariumsulfat erfüllt im intakten Magen-Darm-Trakt in vieler Hinsicht diese Bedingungen. Bei den parenteral zu verabfolgenden KM ist neben der erwünschten Wirkung „Kontrast" auch mit NW zu rechnen. Der Röntgenarzt muß deshalb mit ihren physikalischen, chemischen und pharmakologischen Eigenschaften vertraut sein.

Diese Zeilen werden in einer Zeit geschrieben, in der sich die *bildgebenden elektronischen Systeme* stürmisch weiterentwickeln. Beispielsweise zeigt die *Computertomographie* (CT) die Bedeutung der gezielten Kontrastanhebung für die genaue Beurteilung von morphologischen Details und Funktionen. In Zukunft werden sicher gewisse, jetzt etablierte KM-Untersuchungen durch weniger invasive Verfahren abgelöst. Trotzdem wird die Bedeutung der KM-Anwendung im anbrechenden Zeitalter der *digitalisierten Fluoroskopie* eher noch zunehmen. Komplikationen dürften dann fast allein ein KM-Problem sein.

2.2 Physikalische und chemische KM-Eigenschaften

Die wichtigsten physikochemischen Faktoren sind:

> Jodgehalt
> Viskosität
> Osmolalität
> Molekülstruktur

Tabelle **1 a**   Intravenöse Uro-Angiographika und Myelographika

Internationale Kurzbezeichnung	Amidotrizoesäure (Diatrizoesäure)	Meglumin-amidotrizoat	Ametriodinsäure (Jodamide)	Jotalaminsäure
Markennamen	Urografin (76%)	Angiografin (65%)	Uromiro 380 (80 %)	Conray 360 (60 %)
Struktur	R = $-NH-CO-CH_3$	R = $-NH-CO-CH_3$	R = $-CH_2-NH-CO-CH_3$	R = $-CO-NH-CH_3$
Kationen	Na/M	M	Na/M	Na/M
Verhältnis J-Atome : osmot. akt. Moleküle	3 : 2	3 : 2	3 : 2	3 : 2
Jodgehalt [mg/ml]	370	306	380	360
Viskosität (mPa s bei 37 °C)	8,5		10,9	4,0
Osmolalität (mosm/kg H_2O bei 37 °C)	2100	1500		
Maximale Vergrößerung des Plasmavolumens*	7	5	7	7

R = funktionelle Seitenketten
Na = Natrium
M = Meglumin
Mg = Magnesium
Ca = Calcium

* Der angegebene Faktor beruht auf der (vereinfachenden) Annahme, daß das injizierte KM nicht in den extravaskulären Raum übertritt und diesem Raum bis zur Isotonie Wasser entzieht (grobe Richtgröße).

Struktur:

$H_3C-CO-NH$ ring with COO^-, I, I, I, R substituents

Ioxitalaminsäure	Metrizoesäure	Joglicinsäure	Jocarminsäure	Joxaglinsäure	Metrizamid	Jopamidol
Telebrix 38 (77%)	Ronpacon 370 (70%)	Rayvist 350 (77%)	Dimer X (60%)	Hexabrix (59%)	Amipaque	—
R = $-CO-NH-$ $CH_2)_2-OH$	R = $N-CO-CH_3$ $\vert$ CH_3	R = $-CO-NH-$ CH_2-CO- $NH-CH_3$	R_1: $-CO-NH-$ CH_3 X = $NH-CO-$ $(CH_2)_4-$ $CO-NH$	R_1: $-NCH_3-$ $CO-CH_3$ R_2: $-CONH-$ CH_3 R_3: $-CONH$ $(CH_2)_2-OH$ X : $-NHCO-CH_2-NHCO-$	R_1: $-NH-$ $CO-CH_3$ R_2: $-N-CH_3$ $CO-CH_3$	R_1: $-CO-$ $NH-CH-$ $(CH_2OH)_2$ R_2: $-NH-$ $CO-$ $CHOH-$ CH_3
Na/M	Na/Ca/Mg	Na/M	M	Na/M	keine Säure	keine Säure
3 : 2	3 : 2	3 : 2	6 : 3	6 : 2	3 : 1	3 : 1
380	370	350	280	320	variabel, ca. 300	300
3,5	6,0	9,6	7,2	7,5	15,2	4,7
2200			1040	580	480	616
7	7	7	3	2	2	2

Tabelle **1 b**   Intravenöse Cholangiographika

Internationale Kurzbezeichnung	Jodipaminsäure	Joglycaminsäure	Jotroxinsäure	Jodoxamsäure
Markennamen	Biligrafin (50%)	Biligram (35%)	Biliscopin (38%)	Endomirabil (40%)
Struktur	X = $-(CH_2)_4-$	X = $-CH_2-O-CH_2-$	X = $-(CH_2-O-CH_2)_3-$	X = $-(CH_2CH_2O)_4-CH_2-CH_2-$
Kationen	M	M	M	M
Verhältnis J-Atome: osmot. akt. Moleküle	2 : 1	2 : 1	2 : 1	2 : 1
Jodgehalt [mg/ml]	250	176	180	183
Viskosität (mPa s bei 37 °C)	4,7	1,9	2,1	1,2
Osmolalität (mosm/kg H_2O bei 37 °C)	580	450	550	560
Maximale Vergrößerung des Plasmavolumens (s. Tab. 1 a)	2 – 3	2	2	2
Transportmaximum (TM) beim Hund nach *Rosati* (1973) μmol/kg min (Infusion)	0,48±0,13	0,72±0,03	–	0,91±0,29
Transportmaximum (TM) beim Hund nach *Loeb* (1977) mg Jod/kg min	0,91	0,74	1,24	1,21
Transportmaximum (TM) beim Menschen nach *Taenzer* (1977) mg Jod/kg min	–	0,22	0,35	0,36

Struktur:

2.2.1   Jodgehalt

Der Jodgehalt (ausgedrückt in g/100 ml, g/l bzw. mg/ml) bestimmt das Ausmaß der Röntgenstrahlenabsorption und damit den positiven Kontrast (Tab. **1–2**, Abb. **1–2**). Mit der Injektion trijodierter, nierengängiger KM werden große Jodmengen von ca. 15–100 g dem Patienten zugeführt. Diese Menge übersteigt die Gesamtjodmenge des menschlichen Körpers um etwa das 1500- bis 10 000fache. Jod ist im KM-Molekül sehr fest gebunden. Es genügt jedoch eine spurenweise Abspaltung anorganischen Jods, um die Radiojodaufnahme durch die Schilddrüse zu hemmen und damit den *Jodtracer* über mehrere Wochen bis Monate zu stören (LASSER 1974). Infolge ihrer langsameren Ausscheidung und der partiellen Teilnahme am enterohepatischen Kreislauf stören gallengängige KM den Radiojodtest wesentlich länger als nierengängige. Dies

Trijod-Benzoesäure

Stammsubstanz der
KM-Moleküle

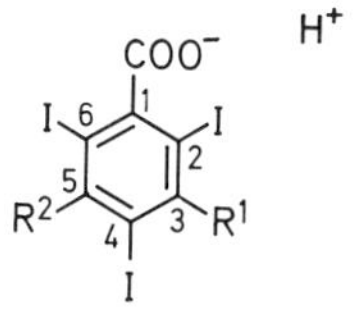

COO⁻ H⁺

R = Radikal oder H-Atom

M^+ = Kation Meglumin⁺
oder Na⁺ etc.

1. *Ionische KM*
   3 J-Atome/2 Partikel
   (3 : 2)

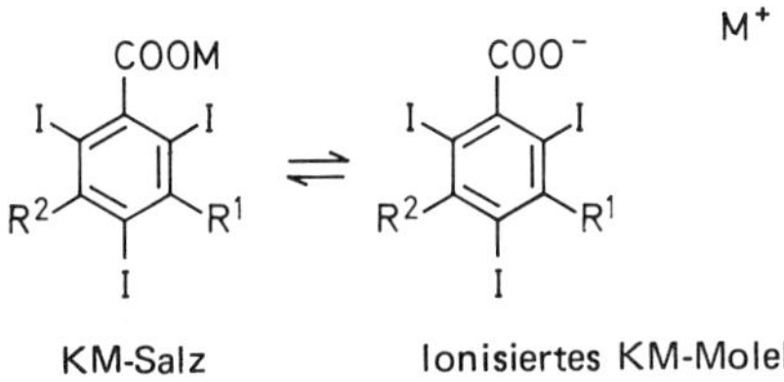

   COOM ⇌ COO⁻ M^+

   KM-Salz   Ionisiertes KM-Molekül

2. *Divalente Dimere*
   6 J-Atome/3 Partikel
   (2 : 1)

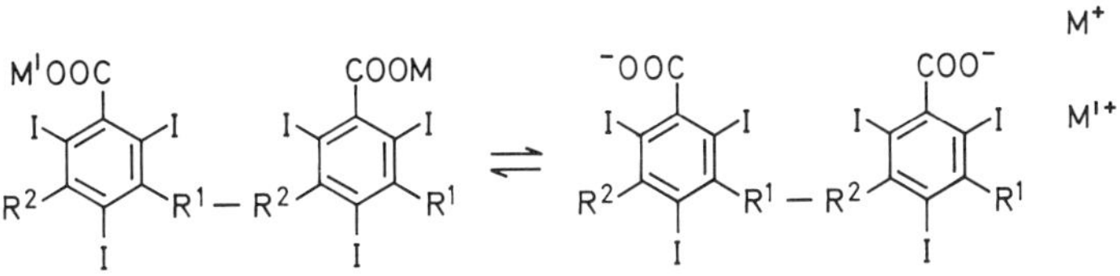

   M'OOC   COOM ⇌ ⁻OOC   COO⁻ M^+ M'⁺

3 a) *Monovalente Dimere*
   6 J-Atome/2 Partikel
   (3 : 1)

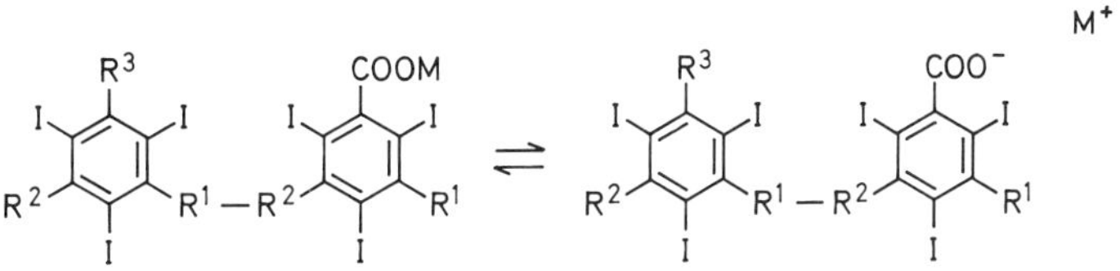

   R³   COOM ⇌ R³   COO⁻ M^+

3 b) *Nicht-ionische KM*
   3 J-Atome/1 Partikel
   (3 : 1)

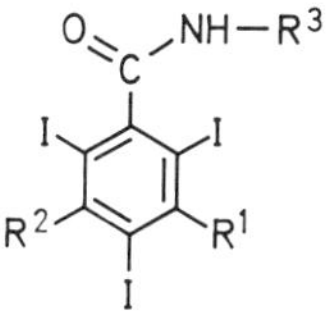

   O=C–NH–R³

Abb. 1 Grundstrukturen ionischer und nichtionischer KM-Salze und ihrer osmotischen Partikel.

gilt auch für orale, gallengängige KM. Bei der Planung einer diagnostischen Abklärung ist also entweder die *Schilddrüsenfunktionsprüfung* zeitlich voranzustellen oder nach erfolgter Gabe jodhaltiger Präparate ein freies Intervall von 4–12 Wochen einzuschalten.

Empfohlenes Intervall zwischen KM-Untersuchung und Schilddrüsenfunktionstest:

nephrotrope KM	4 Wochen
hepatotrope KM i.v.	8 Wochen
hepatotrope KM oral	3 Monate
Jodlipide für Lymphographie	> 1 Jahr

Bei Patienten mit Strumen und in Kropfendemiegebieten sollte nach Gabe dieser KM sorgfältig auf Zeichen der Hyperthyreose geachtet werden (BLUM

Tabelle 2 Physikalische Eigenschaften einiger Uro-Angiographika

Name	Salzgehalt [%]	Jodgehalt [mgJ/ml]	Osmolalität [mosm/kg H$_2$O]
Natrium-Meglumin-Amidotrizoat (Urografin)	76	370	2100
Meglumin-Amidotrizoat (Angiografin)	65 45*	306 219	1540 1071
Meglumin-Joxitalamat (Telebrix 30)	66	300	1500
Joxaglat (Hexabrix)	59 47*	320 256	580 464
Metrizamid (Amipaque)		300	480
Jopamidol		300	616
Humanserum Glukose 5%		300 272	

*Empfohlene Verdünnung für Bein-Becken-Phlebographie.

1976) (s.a. 4.1.7 u. 5.2.8). Niereninsuffiziente, die KM erhielten, schieden Jodide in hoher Konzentration mit dem Speichel aus (TALNER 1971). (s.a. 4.1.7).

Die frühere Annahme einer Jodallergie bzw. allergieähnlicher Reaktionen ließ sich nicht bestätigen. Man weiß heute, daß derartige Allgemeinreaktionen an physikalische und biochemische Wirkungen des Gesamtmoleküls gebunden sind. Bisher konnte Jod (Atomgewicht $\approx$ 127, Ordnungszahl 53) durch kein anderes kontrastgebendes Element bei der Synthese intravasal verträglicher KM ersetzt werden. Alle jodhaltigen wasserlöslichen KM spalten unter Lichtwirkung anorganisches Jod ab. Die Wirkung ist von der Lichtintensität und Wellenlänge abhängig. Am stärksten wirkt direktes Sonnenlicht. Deshalb sollen diese KM vor Licht geschützt aufbewahrt werden. Die Lagerungstemperatur sollte eine mittlere Raumtemperatur nicht überschreiten.

2.2.2 Viskosität

Die dynamische Viskosität des KM (alte Einheit: Centipoise = cP; SI-Einheit: Pascalsekunde = Pa s, P = 10^{-1} Pa s) hängt vom Jodgehalt bzw. der Salzkonzentration der KM-Lösung, vom Molekulargewicht, von der chemischen Struktur der Säure (Ketten- oder Ringstruktur), der Art der Salze, ihrem Mischungsverhältnis sowie der Temperatur ab (FUJITA 1964, ALMÈN 1969, 1971, LEVITAN 1976). Lösungen der Natriumsalze sind weniger viskös als die der Megluminsalze. Mit der Erwärmung auf Körpertemperatur wird das KM weniger zähflüssig. Beispielsweise ist 76%iges Diatrizoat-Na-Mg (Tab. 1a) bei 20°C doppelt so viskös wie bei 37°C. Bei gleichem Injektionsdruck ist die Viskosität für die Geschwindigkeit des KM-Flusses durch Nadeln, Katheter und Gefäße maßgebend; d.h., eine höhere Viskosität erfordert einen höheren Injektionsdruck für das gleiche Durchflußvolumen pro Zeiteinheit (Poiseuille-Gesetz).

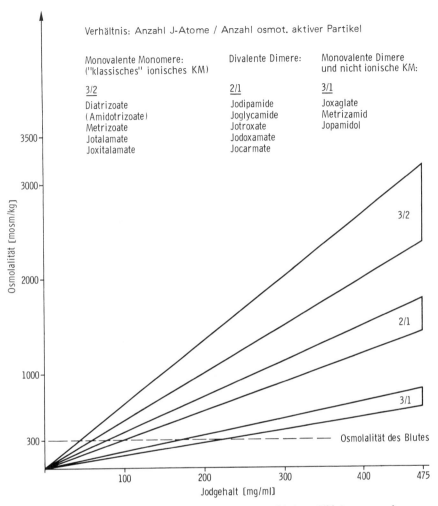

Abb. 2 Diagramm zur Abschätzung der Osmolalität verschiedener KM, bezogen auf den Jodgehalt der Injektionslösungen und die Osmolalität des Blutes.

2.2.3   Osmolalität

Die Osmolalität (ausgedrückt in mosm/kg H_2O) bestimmt das Ausmaß von Ionen- und Wasserverschiebungen in der durchströmten Region. Sie ist für ein herkömmliches KM von 37 % Jodgehalt bzw. 76 % Salzlösung ungefähr 7mal höher als die des Blutplasmas. Der Ausdruck „Osmolalität" wird heute meist dem Ausdruck „Osmolarität" (mmol/l Lösung) vorgezogen. Hyperosmolale KM entziehen dem extravasalen Raum Wasser. Die Vergrößerung des Plasmavolumens läßt sich jedoch weder genau errechnen noch genau messen (s.a. 5.5.8). Statt dessen wird die Angabe des osmotischen Druckes der KM-Lösung — oder auch des Salzes jeweils bei 300 mg J/ml — empfohlen. Auch eine Angabe im Vielfachen des osmotischen Druckes des Blutes kann sinnvoll sein (SPECK 1980). In den letzten Jahren haben sich die Anstrengungen der KM-Hersteller darauf konzentriert, die Osmolalität zu senken und damit die Folgeerscheinungen der Injektion einer hypertonen Lösung zu mindern (Tab. **1–2**, Abb. **1–2**). Diese bestehen im wesentlichen in sekundenschnellen *Flüssigkeitsverschiebungen* vom extra- ($\approx$ 300 mosm/kg) in den intravasalen Raum (> 300– ca. 2000 mosm/kg) (Abb. **3**). Mit der Hämodilution fallen naturgemäß die Elektrolytspiegel – u.a. Kalzium- und Magnesiumspiegel – im Serum ab. Bei neu zu entwickelnden KM wäre eine dem Humanserum entsprechende Osmolalität anzustreben.

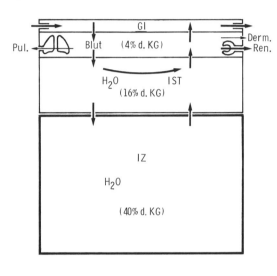

Abb. **3** Schematische Darstellung der Flüssigkeitsräume und des Wasseraustausches beim Erwachsenen (nach *Gamble* 1960).

GI = Gastrointestinaltrakt
Pul. = Lunge
Derm. = Haut
Ren. = Niere
KG = Körpergewicht
IST = Interstitium
IZ = Intrazellulär

2.2.4   Molekülstruktur

Trijod-Benzoesäure ist die lipophile und sehr toxische Stammsubstanz der heute parenteral verwendeten organischen KM-Moleküle. Sie zeigt eine Proteinbindung von etwa 70 %. Ein Teil der KM-Toxizität wird durch die lipophilen Eigenschaften des Moleküls verursacht (KNOEFEL 1956, LEVITAN 1976). Durch „Abschirmung", d.h. Molekülumbau und Substitution, kann ein überwiegend hydrophiler Charakter erreicht werden. Lipophile Eigenschaften können trotzdem in bestimmten Regionen des Moleküls überwiegen (SPECK 1978). Dagegen weisen die heute verwendeten Uro-Angiographika praktisch keine Eiweißbindung mehr auf. Ihre Toxizität ist sehr gering.

Am aromatischen Benzolkern (Abb. **4**) werden die H-Atome ersetzt in:

Stellung 1		durch Carbonsäure (Ionisation bei physiologischem pH, pKa ca. 3; *Osmolalität!*)
Stellung 2, 4 und 6		durch je ein covalent gebundenes Jodatom („*Röntgendichte"!*)
Stellung 3 und 5		durch strukturell verschiedene hydrophile Seitenketten R_1 und R_2 (Fett- bzw. Wasserlöslichkeit; *Detoxifikation!*)

KM unterscheiden sich im wesentlichen in der Struktur der *Seitenketten* R_1 und R_2. Durch ihre Variationen werden die Eiweißbindung, der Ausscheidungsweg des KM-Moleküls und damit die Verträglichkeit beeinflußt.

Bei den Cholegraphika fehlt in Stellung 5 die funktionelle Seitenkette R_2. Nach Reaktion mit anorganischen oder organischen Basen werden wasserlösliche Natrium-, Meglumin- oder Monoäthanolamin-Salze der Trijod-Benzoesäuren gewonnen (Tab. **1**).

Ein herkömmliches *ionisches KM* ist ein monoacides Monomer und dissoziiert in wäßriger Lösung in 2 Partikel: den trijodierten Benzolring mit der negativen Säuregruppe (Anion) und den positiv geladenen basischen Anteil (Kation) (Abb. **1−2**). Unter den Kationen wirken in hoher Konzentration die kleinen Natrium-Ionen toxischer auf Hirn und Myokard als Meglumin- und Monoäthanolamin-Ionen. Als Träger der Jodatome verursacht lediglich das Anion die Strahlenschwächung. Das Kation wäre dafür überflüssig.

Die Osmolalität läßt sich senken, indem man die Dissoziation verhindert. Damit ist jedoch ein Verlust an Wasserlöslichkeit verbunden. Derartige *nichtionische KM* haben bei gleicher Anzahl von Jodatomen nur noch ein osmotisch aktives Partikel in Lösung (Abb. **1−2**). Theoretisch müßte die Osmolalität damit um die Hälfte absinken. Sie beträgt jedoch nur ca. 1/3 derjenigen der ionischen KM infolge Aggregatbildung gelöster Partikel in der Injektionslösung.

Metrizamid ist die erste Substanz der nichtionischen KM-Klasse. Weitere Präparate des gleichen Prinzips sind in klinischer Erprobung (z.B. Iopamidol) (ALMÈN 1980, PITRÈ 1980, SPECK 1980).

Mit der Synthese der *monoaciden Dimere* (Guerbet) wurde eine andere Möglichkeit, die Osmolalität zu senken, ausgenutzt. 2 Trijod-Benzoesäure-Moleküle werden dabei kovalent miteinander verbunden. Nur eine Säuregruppe wird versalzt, die andere durch eine nicht dissoziierbare hydrophile Gruppe ersetzt. Es entstehen so Moleküle mit 2 osmotisch aktiven Partikeln und insgesamt 6 statt 3 Jodatomen wie bei konventionellen ionischen KM. Monoacide Dimere sind also gering ionisierte KM mit niedriger Osmolalität (Abb. **1−2**).

3. KM-Kinetik

3.1 Allgemeine Prinzipien

Die *KM-Kinetik* beschreibt die Aufnahme, Verteilung und Ausscheidung von KM im lebenden Organismus. Aus praktischen Gründen werden in diesem Kapitel nur die wasserlöslichen, parenteral verabreichten nephrotropen (Uro-Angiographika) und hepatotropen KM dargestellt.

3.2 Kinetik der nephrotropen KM

Anflutung und Verteilung eines bestimmten nephrotropen KM werden bestimmt von:

— der Injektionsgeschwindigkeit (s.a. 4.1.3 u. 4.1.4) und -dosis
— dem Blutdurchfluß verschiedener Organe in ml/min (FOLCKOW 1971)
— den molekularen Eigenschaften und Verteilungsräumen
— der Ausscheidung (KM-Clearance)

Grundlage der diagnostischen Bewertung urographischer, computertomographischer (CT) und angiographischer Studien sind die Röntgendichte-Unterschiede zwischen Plasmaraum und verschiedenen Geweben (*Verteilungsräume!*). Das Risiko dosisabhängiger NW hängt stark von der normalen Verteilung (s.a. Blut-Hirn-Schranke, 4.1.7 u. 5.8.7) und Ausscheidungsfunktion ab. Nephrotrope KM verteilen sich normalerweise nur im *Plasma* und im *interstitiellen Raum,* nicht im *intrazellulären Raum.* Einen Überblick über die zur Verfügung stehenden Räume gibt Abb. **3.**

Nach Injektion und Verteilung im Plasmavolumen in einer Frühphase (α-Phase) von etwa 2—3 min Dauer tritt KM innerhalb von 10—30 min zunehmend in den interstitiellen Raum über. Dabei diffundiert es in einige Gewebe stärker als in andere. Die Diffusion erfolgt um so schneller, je rascher das KM injiziert wird und je höher es konzentriert ist (steiler Diffusionsgradient). Niederosmolare KM (s.a. 2.2.4) diffundieren in geringerem Ausmaß ins Interstitium als hochosmolare KM. Bei den Verteilungsvolumina handelt es sich um Durchschnittswerte. Nach etwa 30 min ändert sich das inzwischen eingetretene Verteilungsgleichgewicht (Ende der α-Phase) durch die zunehmende renale und extrarenale Ausscheidung (β-Phase) (Abb. **5**).

Die Ausscheidungsgeschwindigkeit hängt überwiegend von der *glomerulären Filtrationsmenge* ab. Die Plasma-Halbwertszeit renaler KM beträgt etwa 1—3h. Nach 10 min sind ca. 10%, nach 24h etwa 85% und mehr der Injektionsmenge glomerulär ausgeschieden worden. Bei normaler Ultrafiltration ist innerhalb von 0,5—2 min eine beginnende KM-Ausscheidung in die Nierenkelche erkennbar (*Frühurogramm*). Annähernd 85% der Substanzen werden mit dem Harn und nur ein geringer Prozentsatz extrarenal, vorwiegend hepatobiliär, eliminiert. Deut-

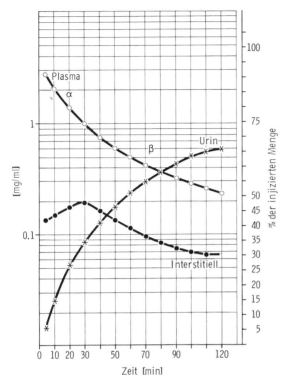

Abb. **5** Pharmakokinetik eines nephrotropen KM (nach *Lautrou*, 1979).
3 Kurven für die Konzentration:
— im Plasma ○——○
— im Interstitium ●——●
— im Urin ＊——＊
Natriumioxitalamat/Megluminioxitalamat, 38% Jod, 2 ml/kg; Hund 15 kg.

licher wird die *extrarenale Ausscheidung* über die Leber, die Mukosa des Dünndarms und Rektums sowie die Speicheldrüsen bei schwerer Niereninsuffizienz und akuter oder chronischer Abflußbehinderung (CATTEL 1967, 1970, VAN WAES 1972, BENNES 1973, GADU 1975, CRAMER 1975, LAGEMANN 1975, 1976, DEAN 1977, 1978, 1980, SPECK 1977, YOUNG 1978, FUCHS 1979, GARDEUR 1980).

3.3   Kinetik der hepatotropen KM

Die cholegraphischen (hepatotropen) KM zeigen eine deutliche Albuminbindung und hemmen Enzyme (Bindung an Makromoleküle). Zwischen KM-Toxizität und Serumalbuminbindung besteht eine nahezu lineare Beziehung (s.a. 4.1.10). Da jedoch bestimmte KM, wie beispielsweise Jodoxamat (Tab. **1b**) trotz geringerer Albuminbindung eine stärkere biliotrope Affinität aufweisen, kann der Grad der Eiweißbindung die Aufnahme in die Leberzellen nicht allein bestimmen (LEVI 1969, ROSATI 1970, SOKOLOFF 1973, TIRONE 1976, OTTO 1980).

Die höhere akute Toxizität dieser Substanzen und die quantitative Begrenzung aktiver Transportmechanismen in der Leber grenzen den Spielraum der
Dosierung und den klinischen Nutzen von Modifikationen der Injektionsgeschwindigkeit stärker als bei den urographischen KM ein. Deshalb sind sie
auch für CT-Studien weniger geeignet. Zu cholegraphischen Untersuchungen
werden oral und parenteral verabreichte KM verwendet.

3.3.1   Kinetik der oralen Cholegraphika

Die oralen Cholegraphika unterscheiden sich aufgrund der langsamen Resorption aus dem Darm hinsichtlich des Zeitpunkts der Konzentrationsspitzen in
der Galle. Auch schlecht wasserlösliche Substanzen werden intestinal unter
Vermittlung von Gallensäuren resorbiert. Die Gallensäuren wirken als Deter-
gentien. Sie haben gleichzeitig hydrophile und hydrophobe Eigenschaften.
Durch die Bildung von Mizellen machen sie lipophile Substanzen wasserlöslich. Eine weitere Resorptionsverbesserung ist durch Lecithin-Zusatz versucht
worden (LINDGREN 1978). Als Folge einer sehr raschen Resorption werden
bei markierten Substanzen von Jomorinat höchste Plasma-Konzentrationen nach
1/2–1 h gemessen. Die bessere Resorption führt bei dieser Substanz auch zu
einem höheren Konzentrationsgipfel in der Galle, so daß bereits nach 1 h die
Gallengänge und nach 3–6 h die Gallenblase dargestellt sind (RASSER 1979).
Bei anderen Substanzen, wie Tyropanoat, wird eine optimale Gallenblasendar-
stellung nach 8–10 h (RUSSEL 1974, STANLEY 1974) und bei Jopanoat
14–19 h nach oraler Einnahme gesehen (OLIPHANT 1974) (s.a. 5.2.6).

Resorptionsstörungen treten bei Gallensäuremangel im Darm (fettarme Er-
nährung, Hunger) und bei Diarrhö auf. Nach der intestinalen Resorption gelangt das cholegraphische KM in den portalen Kreislauf (AMBERG 1980).
Es wird im Blut an *Albumine* gebunden und zum Teil in die Leberzelle aufgenommen. Eine Hypalbuminämie vermindert die Transportkapazität des Plas-
mas. Die Eiweißbindung besitzt jedoch keine Selektivität für die hepatobiliäre
Elimination, sondern vermindert lediglich eine frühzeitige KM-Ausscheidung
über die Nieren (KNOEFEL 1971, OTTO 1980). Deshalb sind der Verminderung der Proteinbindung neuer hepatotroper KM Grenzen gesetzt. Wesentlich
bestimmt wird die hepatobiliäre Ausscheidung durch strukturelle Merkmale des
Moleküls, u.a. der Länge, des lipophilen Restes und durch das Molekulargewicht. Hochmolekulare Verbindungen werden überwiegend biliär, niedermolekulare renal eliminiert. Die weiteren Stufen der Kinetik werden im nächsten
Absatz, gemeinsam mit den parenteral verabreichten Cholegraphika, beschrieben (Abb. **6**).

3.3.2   Kinetik der intravenösen Cholegraphika

Mit langsamer Injektion (*Langzeitinfusion*, s.a. 4.1.3, 5.2.7) wird eine bessere
Bindungsmöglichkeit an Plasmaalbumin und Rezeptorproteine in der Leberzelle erreicht. Eine Zunahme der Infusionsgeschwindigkeit (Dosis/Zeit) verursacht einen linearen Anstieg der Plasmakonzentration, jedoch über einen bestimmten Grenzwert hinaus keine weitere Steigerung der biliären Ausscheidung
(*Transportmaximum* = TM) (Abb. **6**).

Die *KM-Halbwertszeit* im Blutplasma lebergesunder Patienten liegt bei neueren
Präparaten um 1–2 h. Dann sinkt der Plasmaspiegel langsamer ab. 12–28%
der Dosis werden auch von Lebergesunden renal ausgeschieden (Abb. **6**), bei

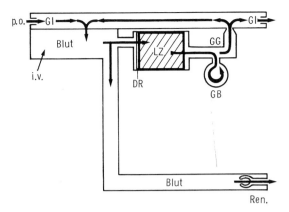

Abb. 6 Schematische Darstellung der Wege hepatotroper KM nach oraler und i.v. Applikation.

p.o.	= per os	LZ	= Leberzelle
GI	= Gastrointestinaltrakt	GG	= Gallengänge
i.v.	= intravenös	GB	= Gallenblase
DR	= Dissé-Raum	Ren.	= Niere

Fistelpatienten sogar 41—71 % (TAENZER 1965, 1971, 1975, 1979, HERMS 1969, 1970, ROSATI 1973, SCHOLZ 1975, MAEHNER 1976). Etwa 10—30 min nach intravenöser Gabe hepatotroper KM wird bei normaler Leberzellfunktion die zunehmende Röntgendichte der Gallengänge erkennbar (s.a. 5.2.6).

Das anflutende KM gelangt zunächst aus den sinusoidalen Kapillaren über den Dissé-Raum in die Leberzelle (*Sinuspol*). Mikrovilli der Leberepithelien haben zum Teil direkten Kontakt mit dem Blut in den Sinusoiden. Es ist noch unklar, wie KM über spezifische „*Rezeptorproteine*" in die Leberzelle aufgenommen werden. Erwiesen scheint lediglich zu sein, daß keine freie Diffusion vorliegt, sondern ein aktiver Transportmechanismus. Die spezifischen Rezeptorproteine (Y- und Z-Proteine) sind bedeutungsvoll für die Selektivität, den Transport und Metabolismus in der Leberzelle (LEVI 1969, COOKE 1973, SOKOLOFF 1973, OTTO 1980).

Verschiedene Stoffe, z.B. Arzneimittel wie Salizylate, Rifamycin, orale Antidiabetika aus der Gruppe der Sulfonyl-Harnstoffe, KM, Porphyrin und Bilirubin, können an den Bindungsstellen mit Proteinen untereinander konkurrieren. Stoffe mit einer höheren Affinität zu den Rezeptoren verdrängen schon in niedrigerer Konzentration Stoffe mit geringerer Affinität. Dieser Wettbewerb um Bindungsstellen an intra- und extravasalen Proteinen kann zu einer kompetitiven Hemmung von 2 unmittelbar nacheinander verabreichten Cholegraphika führen. Nach einem Intervall von 14 h konnte jedoch tierexperimentell keine Beeinträchtigung diagnostischer Resultate festgestellt werden. NW durch die Kombination zweier Cholegraphika sollen häufiger sein (FINBY 1969, REMMER 1974, FELD 1975, GOERGEN 1975, LOEB 1975, BERK 1976, KLUMAIR 1977, BURGENER 1979, OTTO 1980). Über Einzelheiten solcher Interaktionen ist aber bisher wenig bekannt.

Am *Gallepol* der Leberzelle ist der Stofftransport durch die Zelloberfläche in die Gallenkapillaren hinein durch eine *maximale Transportkapazität* (TM) begrenzt (Abb. **6**). Dieser Engpaß im Ausscheidungsmechanismus der Leberzelle wird durch ein starkes Überangebot des auszuscheidenden Stoffes nicht erweitert, sondern in Extremfällen sogar verschmälert (SPERBER 1971, BERK 1976). Es entsteht eine *hyperbolische Kurve der biliären Exkretion,* die typisch ist für die Sättigungskinetik. Das Transportmaximum für Ioglycamid liegt bei Menschen um 20–30 mg/min. Die Begrenzung der biliären Ausscheidungsrate führt zur alternativen renalen Elimination von überschüssigem KM, linear zur Plasmakonzentration. Nur wasserlösliche Stoffe können ohne Rückdiffusion über die Nieren ausgeschieden werden. Ultrafiltrierte lipophile Stoffe diffundieren über die Tubuli zurück ins Blut. Die verschiedenen hepatotropen KM werden in unterschiedlichem Ausmaß renal ausgeschieden. Je stärker die Nierenausscheidung ist, desto höher liegt auch die Nephrotoxizität des KM (Abb. **6**). Solche KM wirken stark urikosurisch.

Mit der biliären KM-Ausscheidung werden gleichzeitig vermehrt Wasser und Elektrolyte eliminiert (FELD 1975, LOEB 1975, BERK 1976). Durch die gesteigerte Cholorese werden die Gallenkapillaren erweitert. Die Schleimhaut der Gallenblase konzentriert das KM durch Wasserresorption. Für eine diagnostisch ausreichende Darstellung sind Jodkonzentrationen von 0,25–1 % notwendig (JOFFE 1942). Die enterohepatische Zirkulation (Abb. **6**) kann durch Gallensäuren zumindest bei einigen KM verstärkt werden. Dadurch lassen sich die intestinale Resorption und die biliäre KM-Exkretion durch den verstärkten Gallenfluß verbessern. Allerdings ist der Verdünnungseffekt größer.

4. Pharmakodynamik der KM

4.1 Überwiegend lokale Reaktionen

4.1.1 Allgemeine Prinzipien

Die Pharmakodynamik beschreibt die Wirkung von Stoffen auf den lebenden Organismus. Aus praktischen Gründen werden hier nur Wirkungen der wasserlöslichen parenteral verabreichten KM beschrieben (s.a. 5.1, 5.2, 5.4, 5.5, 5.6, 5.7, 5.8, 5.9). Angriffspunkte der überwiegend lokalen oder der Allgemeinreaktionen lassen sich nicht immer klar trennen. Einzelne Zuordnungen zu den Abschnitten 4.1 und 4.2 entsprechen deshalb mehr dem Bedürfnis nach einer übersichtlichen Ordnung als der zwingenden Logik.

4.1.2 Akute KM-Toxizität

Die akute KM-Toxizität (DL_{50}) moderner KM ist geringer als die fast aller heute gebräuchlichen Medikamente (ALMÈN 1971, LEVITAN 1976). Sie wird nach einmaliger intravenöser Gabe in g des KM-Salzes pro kg Körpergewicht oder g Jod pro kg Körpergewicht eines bestimmten Versuchstieres angegeben. Die DL_{50} liegt bei verschiedenen ionisierten nierengängigen (nephrotropen) KM etwa zwischen 16,5–21,5 g des KM-Salzes pro kg Körpergewicht (KG) und bei gallengängigen (hepatotropen) KM zwischen 5,0–9,4 g/kg für die Ratte. Alle Angaben über die DL_{50} können nur Annäherungswerte sein, weil die Versuchsbedingungen – Tierstamm, Salz, Konzentration, Injektionsgeschwindigkeit usw. – nicht übereinstimmen. Ergebnisse von Tierversuchen können nur in beschränktem Umfang auf den Menschen übertragen werden, weil die KM-Verträglichkeit je nach Spezies sehr verschieden ist (SALVESEN 1967, SPECK 1978). Bei der Testung eines neuen KM wird heute vor allem sein Effekt auf die verschiedenen Organe und Organsysteme beachtet.

4.1.3 Dosierungen und Konzentration

Für die Dosierung und Konzentration eines KM werden Richtwerte angegeben, von denen aufgrund persönlicher Erfahrungen der Untersucher geringe Abweichungen vertretbar sind. Sie liegen für *urographische* Untersuchungen an normalgewichtigen Erwachsenen beispielsweise für Joxitalamat mit Rapidinjektion bei 40–60 ml der 77%igen Salzlösung, entsprechend 380 mg Jod/ml. Zur Infusion einer 21%igen Salzlösung des gleichen KM, entsprechend 120 mg Jod/ml, werden etwa 250 ml der KM-Lösung verwendet. Für *angiographische* Untersuchungen gilt die Faustregel, daß bis zu 300 ml einer 60- bis 76%igen ionischen oder nichtionischen KM-Lösung verwendet werden dürfen (Tab. **1–3**).

Entsprechend ihrer höheren akuten Toxizität (Tab. **1b**) werden *gallengängige KM* in niedrigerer Dosierung verwendet. Wir benutzen beispielsweise Joglycamid nur zur i.v.-Injektion in der Dosierung von 20 ml der 35%igen Salzlösung, entsprechend 176 mg Jod/ml, bzw. 500 ml der 3,4%igen Salzlösung, entsprechend 17 mg Jod/ml, zur Langzeitinfusion (Tab. **1b und 3**). Neben Art und Dosis des KM beeinflussen auch die Injektionsgeschwindigkeit und vorbestehende Organschäden bzw. Stoffwechselstörungen die akute intravenöse Toxizität. Diese Faktoren werden bei Vergleichsuntersuchungen oft unvollständig angegeben. Bei einzelnen Studien läßt sich dann schwer abschätzen, ob vergleichbare Voraussetzungen bestehen.

Tabelle 3 Injektionsgeschwindigkeit und KM-Volumen bei verschiedenen Untersuchungen

Untersuchungsart	KM-Volumen [ml]	KM-Fluß [ml/s bzw. ml/min]
i.v. Pyelogramm: Bolus-Rapidinjektion	40 − 60	1−2 ml/s
i.v. Pyelogramm: Infusion	250	0,5−1 ml/s
Cholegraphie: i.v. Injektion	20	4 ml/min
Cholegraphie: Langzeitinfusion	500	5 ml/min
Becken-Bein-Arteriographie	60	13 ml/s
Abdomen-Übersichtsaortographie	40	20 ml/s
Selektive Nierenarteriographie	15	7 ml/s
Selektive Coeliaca- oder Mesenterica-superior-Arteriographie	30	8 ml/s
Koronarographie	5	2 ml/s
Lävokardiographie	40	12 ml/s
Aszendierende Phlebographie	100	0,5 ml/s
Lymphographie pro m Extremität	5 − 6	0,1 ml/min

4.1.4   Injektionsgeschwindigkeit

Die Injektionsgeschwindigkeit spielt ebenfalls eine wichtige Rolle bei der Bewertung der akuten Toxizität. Sie wird vielfach durch die Untersuchungsart bestimmt (Tab. **3**). Beobachtungen über die NW-Häufigkeit nach *i.v. Bolusinjektionen* oder *Infusionsurographien* sind widerspruchsvoll (SCHENKER 1964, DA SILVA 1975, SHEHADI 1975, 1977 BRUTSCHIN 1976, KROEPELIN 1978, HAYMAN 1980, JENSEN 1980, KIRSCHNER 1980). Im *Bolus* passiert KM in hoher Konzentration die proximale Gefäßstrecke, bis es sich durch Turbulenzen, Diffusion und Verteilung in den nachfolgenden Kapillargebieten zunehmend mit dem Plasma mischt (LUDIN 1966). Seine Merkmale sind: steiler Konzentrationsanstieg (peak) und rascher Abfall, kurze Bolus-Kontaktzeit (hohe Konzentration) mit den Zellwänden. Bei der *Infusion* flutet das KM dagegen langsam an, bleibt aber längere Zeit auf einem höheren, mittleren Niveau (Abb. 7).

Nach den jahrzehntelangen Erfahrungen mit *Rapidinjektionen* bei Arteriographien ist für diese Applikation eine gute Verträglichkeit in bezug auf die allgemeinen NW festzustellen. Auch tierexperimentelle Ergebnisse von LASSER

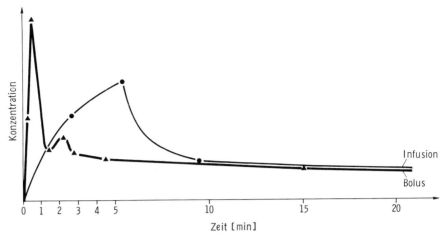

Abb. 7 Schematische Darstellung der Injektionsgeschwindigkeit und Konzentrations-Zeit-Kurven nephrotroper KM im Plasma nach Bolusinjektion und nach 5-min-Infusion.
Bolus —▲—▲—   Infusion —●—●—

(1970, 1974, 1976, 1978) zeigten, daß die Histaminfreisetzung bei langsamer Injektion größer war als nach Rapidinjektionen. Außerdem scheint die KM-Konzentration während der Durchströmung der Lunge die Freisetzung vaso-aktiver Stoffe zu beeinflussen, d.h., sie ist größer nach intravenöser als nach intraarterieller Injektion bei sonst gleichen Bedingungen.

Wir haben in einer prospektiven Studie nach Diatrizoat-Bolusinjektion (8,8 bis 14,8 g Jod/30—40 ml) weniger objektive NW gesehen als nach Diatrizoat-Infusionen (36,5 g Jod/250 ml). Nach Joxitalamat-Infusionen (30 g Jod/250 ml) verzeichneten wir signifikant weniger objektive NW als nach Diatrizoat-Infusionen (ELKE 1980). Andere Publikationen berichten von geringeren kardiovaskulären Reaktionen bei älteren Patienten nach protrahierten Infusionen gegenüber der einphasigen Bolusinjektion (KRAMER 1975, KROEPELIN 1978, KIRSCHNER 1980).

Das größere Flüssigkeitsvolumen der Infusionen wirkt sich in Relation zum Gesamtflüssigkeitsvolumen eines Erwachsenen nicht meßbar aus. Einige Autoren sehen jedoch in der kardialen Dekompensation eine Kontraindikation zur Infusionsurographie. Entscheidend für osmotische Wirkungen ist die Menge des gelösten Salzes bzw. genauer der Teilchen des ionisierten oder nicht ionisierten KM, soweit es sich um dosisabhängige Reaktionen handelt (über dosisunabhängige Reaktionen s.a. 4.2). Insgesamt sind nach Infusionsurographien keine Veränderungen beschrieben worden, die nicht auch nach der Bolusinjektion bei allerdings kleineren KM-Mengen auftreten können. Die geringere Inzidenz von NW nach Rapidinjektion gilt nur für nephrotrope KM. Bei hepatotropen KM ist die Verträglichkeit nach Langzeitinfusion (1/2—2 h) besser (s.a. 5.2.7).

4.1.5   Lokale Toxizität

Dosisabhängige Effekte sind Folgen der Osmolalität und der Chemotoxizität des KM-Moleküls bzw. seiner Ionen. Die direkten Wirkungen auf Membranen,

Zellen, Organe und Organsysteme entsprechen der *„lokalen Toxizität"* des KM.

Prototyp der lokalen KM-Toxizität sind die Auswirkungen von versehentlich *paravasalen Injektionen* einer hochosmolaren Lösung. Danach entwickeln sich Symptome der abakteriellen Entzündung mit Gewebsschädigungen bis zur Nekrose (s.a. 5.7).

4.1.6   Wirkung auf das Gefäßendothel

Jede größere KM-Injektion ist von Wärmegefühl begleitet und wird durch eine kurz dauernde lokale periphere *Gefäßdilatation* verursacht. Na-Salze haben eine stärker gefäßerweiternde Wirkung als Megluminsalze. Die letzteren verursachen auch weniger Schmerzen (SPECK 1980). Nichtionische KM (s.a. 2.2.3 und 2.2.4 und Tab. **1a**) sind heute vor allem bei Gefäßuntersuchungen wegen ihrer guten Verträglichkeit indiziert.

Hohe Dosen von hypertonen KM rufen eine allgemeine Vasodilatation hervor. Die so erzeugte *systemische Hypotension* kann vor allem bei präexistierenden kardiovaskulären Erkrankungen zu Komplikationen führen.

Die Wirkung auf das Gefäßendothel hängt von der

— chemischen Struktur
— Salzkomponente
— Kontaktzeit des KM

ab (ALMÈN 1973, 1980, GOTTLOB 1977, RAININKO 1979, GOSPOS 1980). Die intraarterielle, gelegentlich auch die intravenöse Injektion wird mit ansteigender Osmolalität zunehmend schmerzhafter. Niederosmolare KM sind dagegen schmerzarm oder schmerzfrei. Eine Zunahme der endothelialen *Permeabilität* nach hochkonzentrierter KM-Perfusion ist seit langem bekannt. Sie geht parallel mit quantifizierbaren lichtmikroskopischen Endothelschäden an

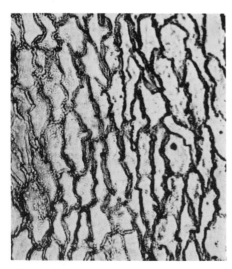 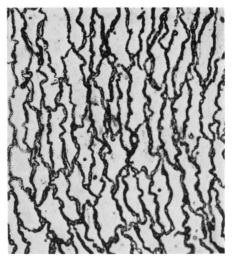

Abb. 8a Normales Aortenendothel nach Perfusion mit physiologischer Kochsalzlösung, Silberfärbung (x 480).

b Nichtgeschädigtes Endothel nach Metrizamid-Perfusion (x 480).

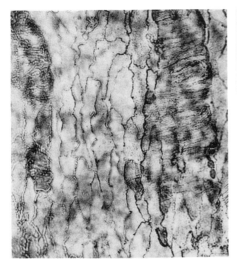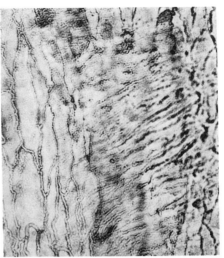

Abb. 8c Unscharfe Zellgrenzen und Silber-
durchtritt unter das Endothel in 2 geschä-
digten Zonen. Perfusion mit Jodomiron-300-
Lösung (x 480).

d Ausgedehnte Schädigungszone mit auf-
gehobenen Zellgrenzen und subendothe-
lialen Silberlinien. Perfusion mit Jotalamin-
säure-Megluminat-Lösung (x 480).
(aus *R. Raininko,* Fortschr. Röntgenstr. 131
[1979] 433).

der Gefäßwand (Abb. **8**). Nach Tierversuchen ist eine vorwiegend fokale Endo-
thelschädigung durch das Röntgen-KM sichtbar. Der Grad der Schädigung
scheint proportional der Proliferationsrate umschriebener Zentren des Aorten-
endothels zu sein. Er wird wahrscheinlich nicht allein von der Hyperosmolalität, sondern auch stark von der Struktur und von physikalisch-chemischen
Eigenschaften verschiedener KM bestimmt (s.a. 2.2) (SCHWARTZ 1973,
RAININKO 1979, GOSPOS 1980).

4.1.7 Die Blut-Hirn-Schranke

Im Gegensatz zu anderen Organen werden ionisierte Säuren, Basen und lipophile Moleküle physiologischerweise daran gehindert, im Bereiche der cere-
bralen Kapillaren ins Hirngewebe überzutreten. Durch die begrenzte Permeabilität dieser sog. „*Blut-Hirn-Schranke*" werden die Nervenzellen im intakten Hirn und Rückenmark geschützt. Wird diese sog. „Blut-Hirn-Schranke"
durchlässig für KM, dann ist das Ausdruck einer entzündlichen oder chemotoxischen Schädigung – z.B. durch sehr hohe KM-Dosen – bzw. einer schweren und langanhaltenden Anoxie. Auch Traumen oder ionisierende Strahlen
verändern die Permeabilität dieser Schranke. Dabei steigt das Risiko einer
Krampfauslösung durch KM. Änderungen der „Blut-Hirn-Schranken-Funktion"
bei bestimmten pathologischen Zuständen werden durch die entsprechenden
Abweichungen der KM-Verteilung bei *CT-Studien* diagnostisch ausgenutzt.

In hoher Konzentration können verschiedene ionische KM (chemische Struk-
tur, Salzkomponente, Albuminbindung, Osmolalität, Applikationsweise) die
Blut-Hirn-Schranke schädigen (LIERSE 1968, RAPOPORT 1972, 1974, LAS-
SER 1973, PHELPS 1973, SALVESEN 1973, LOEHR 1974, GADO 1975,
GONSETTE 1978, LEE 1978). Die neuen nichtionischen KM haben eine ge-

ringere Zelltoxizität und deutlich verminderte epileptogene Wirkung (SALVE-SEN 1973, ALMÈN 1973, 1980, GOTTLOB 1978). Corticoide haben im Tierversuch eine Schutzwirkung gegen KM-induzierte Läsionen der Blut-Hirn-Schranke (HARRIS 1967).

Eine „Plazentarschranke" besteht dagegen für die heute verwendeten KM nicht. Diatrizoat ist beispielsweise in allen fetalen Geweben nachgewiesen worden. Nach Angiographie kann sich beim Kind sogar eine Struma entwickeln (DEAN 1977, RANKE 1977) (s.a. 2.2.1 u. 5.2.8). Schließlich können jodhaltige KM beim Kind eine Thyreotoxikose (SALTI 1977) und, infolge der Ausscheidung über Speicheldrüsen, mumpsähnliche NW auslösen (NAKADA 1971, IMBURG 1972, KOHRI 1977).

4.1.8 Wirkung auf Erythrozyten

Im Tierversuch wie auch bei Patienten sind zahlreiche dosisabhängige Effekte beobachtet worden. Außerordentlich schwierig ist jedoch die Integration solcher Einzelbefunde und die Beurteilung ihrer klinischen Relevanz bei bestimmten Untersuchungsbedingungen.

Durch Interaktionen zwischen *Blutkörperchen* und KM werden Störungen des *Sauerstofftransportes* (ROSENTHAL 1973, LICHTMAN 1975) und *osmotische Wirkungen* hypertoner Lösungen hervorgerufen. Aus dem Erythrozyten treten Flüssigkeit und Kalium ins Plasma über. Der Erythrozyt schrumpft deshalb rasch zum Echinozyten (Stechapfelform) (Abb. **9a–b**). Durch diese Deformation der roten Blutkörperchen wird ihre Aggregation (Geldrollenbildung) im Gegensatz zu älteren Untersuchungen nicht gefördert, sondern verhindert (Abb. **9c–d**). ASPELIN (1978, 1979) erklärt dies damit, daß sich die Oberflächen benachbarter Erythrozyten zur Aggregation parallel aneinander lagern müssen. Dazu sind die Schrumpfformen der roten Blutkörperchen nicht mehr in der Lage. Ionische und nichtionische KM verursachen also eine konzentrationsabhängige osmotische Schrumpfung der Erythrozyten und vermindern deren Aggregierbarkeit. Der Effekt tritt unterschiedlich stark auf, je nach Osmolalität der Lösung und Art des KM.

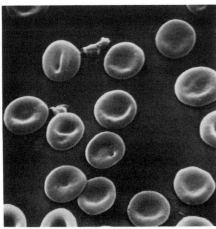

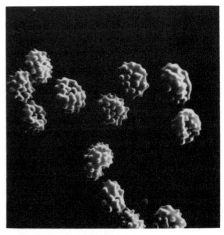

Abb. 9a Rasterelektronenmikroskopische Aufnahme intakter Erythrozyten.

b Rasterelektronenmikroskopische Aufnahme geschädigter Erythrozyten.

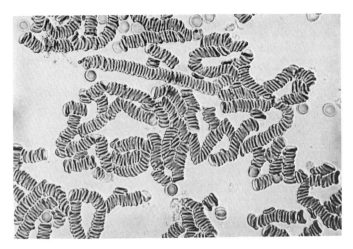

Abb. 9 c Lichtmikroskopische Aufnahme intakter Erythrozyten.

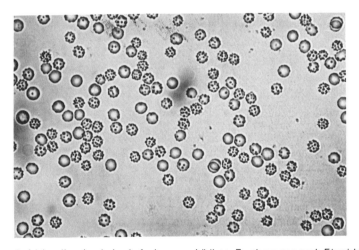

d Lichtmikroskopische Aufnahme geschädigter Erythrozyten nach Einwirkung
hyperosmolarer KM.
(aus *U. Speck*, Pharma-Forschung, Schering, Berlin 1980).

Dimere Verbindungen verformen die Erythrozyten wesentlich weniger als
gleich toxische monomere Verbindungen (SPECK 1980). Nicht Erythrozyten-
aggregate — wie bisher angenommen wurde — blockieren die Kapillaren und
führen zu einem intravaskulären Druckanstieg, sondern die geschrumpften
und rigiden Echinozyten. Sie können sich nämlich beim Durchtritt durch
Kapillaren etwas kleineren Kalibers nicht mehr genügend deformieren. Erst
mit dem präkapillaren Druckanstieg und der Strömungsverlangsamung tritt
die Geldrollenbildung normaler roter Blutkörperchen auf. Sie ist also Folge
der intravasalen Widerstandserhöhung und Strömungsverlangsamung — die
nicht von Gefäßspasmen ausgelöst wird — und nicht Folge einer direkten
KM-Wirkung auf diese Erythrozyten. In den betroffenen Arealen kann eine
Gewebehypoxie auftreten. Durch den Anstieg des pulmonalen Gefäßwider-

standes nach KM-Gabe kann bei bereits vorbestehender Behinderung der Lungenperfusion die Zirkulation zusammenbrechen. Einige tödliche Zwischenfälle wurden darauf zurückgeführt (ALMÈN 1975, 1980, SCHMID-SCHOENBEIN 1977, 1978).

4.1.9   Wirkung auf das Gerinnungssystem

Zahlreiche Funktionen des Gerinnungssystems werden durch KM beeinträchtigt. Einerseits wurde eine Zunahme der Koagulationsaktivität bis zur Thrombusformation gefunden, andererseits eine dosisabhängige Gerinnungshemmung (BJOERK 1968, 1970, STEIN 1968, CHANDRA 1973, SCHULZE 1977, LIEBERMAN 1979).

Durch Untersuchungen von LASSER u. Mitarb. (1962, 1966, 1968, 1970, 1974, 1976, 1978, 1979, 1980) scheinen Zusammenhänge zwischen den zahlreichen Einzelbeobachtungen sichtbar zu werden. Nach dieser Theorie führen KM zu einer Aktivierung des *Serum-Komplement-Systems,* die nicht durch Antigen-Antikörper bestimmt ist. Die Aktivierung beginnt bei Cl bzw. C3 und läuft dann die Reihe aller Komplementfaktoren entlang. Ihre Folgen sind:

1. Die direkte Aktivierung des Serum-Komplement-Systems. Über die Komponente C6 bestehen Verbindungen zwischen Komplement- und Gerinnungssystem.

2. Über C3 und C5 indirekte Freisetzung von Histamin.

3. Indirekte Wirkungen auf das Endothel mit Permeabilitätsänderungen bis zur Hämolyse.

Diese Komplementaktivierung korreliert nicht mit den klinischen Reaktionen (GONSETTE 1980). Außerdem sind jedoch noch mehrere direkte Wirkungen auf Gerinnungsfaktoren, das Endothel und bei der *Histaminfreisetzung* sowie Einflüsse auf das Zentralnervensystem (LALLI 1981) bekannt (Abb. **10**).

Die Aktivierung des Komplement- und Gerinnungssystems durch KM hat einen Verbrauch verschiedener Gerinnungsfaktoren zur Folge. Durch eine überschießende *reaktive Fibrinolyse* lösen sich Mikrothromben auf. Falls sich jedoch über die reaktive Fibrinolyse und die Leber-Clearance die koagulativen und fibrinolytischen Kräfte nicht mehr ausgleichen, kann eine gesteigerte intravasale Gerinnung auftreten. Dann behindern Fibrinablagerungen in den Nierenkapillaren die KM-Ausscheidung, und die Koagulationswirkungen können sich weiter verstärken. Auch der Abfall des *Blutkalzium*spiegels als Folge der Hämodilution kann Gerinnungsstörungen auslösen. Dieser Effekt ist aber kurzfristig und tritt nur nach hohen KM-Dosen auf.

4.1.10   KM-Proteinbindung

Beobachtungen LASSERs und anderer Arbeitsgruppen zeigen, daß KM im Blutplasma fast ausschließlich an Albumine und kaum an α-, β- oder γ-Globuline gebunden wird. Die *Albuminbindung* ist umfangreich, wenn in Position 5 des Benzolringes eines KM-Moleküls keine funktionelle Gruppe angelagert ist (Tab. **1b**). Hepatotrope KM haben deshalb eine wesentlich stärkere Albuminbindung als nephrotrope KM. Es sei aber hervorgehoben, daß eine starke Eiweißbindung nicht allein die hepatotrope Affinität bestimmt (s.a. 3.3 und 3.3.1).

Nach LASSER bestehen proportionale Beziehungen zwischen der *KM-Albumin-Bindung*, ihrer Hemmwirkung auf verschiedene *Enzymsysteme* und der *akuten Toxizität*. Moderne nephrotrope KM werden praktisch nicht mehr an die „normalen" Plasmaproteine gebunden. Dagegen sind die Interaktionen mit *Paraproteinen*, die beim Plasmozytom, Morbus Waldenström und der Kälteagglutininkrankheit auftreten, völlig unübersichtlich. Seltener kommen Paraproteine auch bei malignen Lymphomen und vereinzelt bei Karzinomen sowie dem Lupus erythematodes vor. Die Variabilität der Paraproteine ist sehr groß. Fast jeder Patient bildet sein eigenes Paraprotein (RHYNER 1978). Daraus erklären sich auch individuell unterschiedliche Symptome der Erkrankungen und vielfältige Reaktionsmöglichkeiten mit anderen Substanzen, beispielsweise Medikamenten und KM. Deshalb kann es nicht verwundern, daß in klinischen Berichten sowohl schwerwiegende KM-NW als auch eine normale KM-Verträglichkeit bei den oben genannten Krankheiten beschrieben werden. Die Meinungen über den Grad des Risikos einer KM-Reaktion bei Paraproteinosen sind geteilt. Einige Autoren sehen in diesen Erkrankungen eine Kontraindikation für die KM-Anwendung, andere nicht (MORGAN 1966, MYERS 1971, BAUER 1974, 1978, BRAUMAN 1977, CATTALANO 1978, POTTVLIEGE 1978). Nach den bisherigen Erfahrungen bei Paraproteinämien kann eine absolute Kontraindikation zur KM-Untersuchung nicht begründet werden. Gewarnt werden muß aber vor einer gleichzeitig bestehenden Dehydratation und vor KM mit starker Proteinaffinität. Die neuen nichtionischen KM haben eine noch geringere Proteinbindung als die bekannten ionischen nephrotropen KM, so daß bei diesen Risikofaktoren auf die — relativ teuren — neuen Präparate ausgewichen werden soll, wenn die Indikation zur Untersuchung von entscheidender Bedeutung ist (s.a. 5.1.5 und 5.1.6). Im übrigen sollte der verantwortliche Arzt vor der Untersuchung abklären, ob die notwendige diagnostische Information nicht durch andere Untersuchungen ohne KM erlangt werden kann (s.a. 4.2.5 u. 5.1.6).

4.1.11   Wirkungen auf das Herz-Kreislauf-System

KM-Wirkungen auf das Herz-Kreislauf-System können ausgelöst werden durch die

— Osmolalität, Ionen- und Flüssigkeitsverschiebungen (s. 2.2.3, 2.2.4, 3.2)
— Freisetzung vasoaktiver Stoffe mit konsekutiver peripherer Vasodilatation (s. 4.1.6, 4.1.7, 4.1.9)
— und direkte pharmakologische Beeinflussung des Myokards, Reizbildungs- und Reizleitungssystems

Die Angriffspunkte der Kreislaufregulationsstörung sind nicht sicher geklärt. Neben den direkten Einflüssen auf die Gefäßwand, das Myokard, Reizbildungssystem und zentralnervöse Steuerungszentren durch eine osmotische oder chemotoxische KM-Wirkung werden auch Effekte an Druck- und Chemorezeptoren, Myokard und Gefäßen diskutiert.

In der üblichen Dosierung sind unter der Injektion Tachykardien, ein Anstieg des Herzminutenvolumens sowie Repolarisierungsstörungen (ST-Senkung) und Extrasystolien beobachtet worden. Das Risiko von kardiovaskulären Störungen ist bei Patienten mit vorgeschädigtem Herzen — koronarer Herzkrankheit, Myokardinsuffizienz sowie unter Digitalisierung — höher. U.a. können Arrhythmien, Schenkelblöcke, Vorhofflimmern und im Extremfall auch Kammerflimmern auftreten. Besondere Beachtung verdienen bei

Risikopatienten die Art der Verabreichung und die Natur des Kations des KM (s. 4.1.4, 4.1.5, 4.1.6 u. 5.6.7). Wesentlich ist die Na-Konzentration. Weicht sie zu stark vom Normalbereich ab, dann tritt öfter Kammerflimmern auf. Rapidinjektionen (Bolus!) rufen häufiger kardiovaskuläre Reaktionen hervor als Infusionen.

Die neuen wenig ionisierten und *nichtionischen* wasserlöslichen KM verursachen bei gleicher Jodkonzentration geringere kardiovaskuläre Veränderungen. Sie werden deshalb bei kardiovaskulären und zerebralen KM-Untersuchungen heute bevorzugt und stehen auch für bestimmte urographische Indikationen, z.B. im Säuglingsalter, zur Verfügung (SALVESEN 1967, ALMÈN 1973, 1975, 1977, 1980, DA SILVA 1975, BRUTSCHIN 1976, HAYEK 1977, HIGGINS 1977, 1980, LOEHR 1977, STANDALNIK 1977, BRUN 1978, FISCHER 1978, STATE 1978, OPPERMANN 1978, TRUEBER 1978, HOLM 1979, JENSEN 1980). Ob die wenig ionisierten und nichtionisierten wasserlöslichen KM neben den geringeren kardiovaskulären Einflüssen auch seltener dosisunabhängige, schwere Allgemeinreaktionen (klinisch „anaphylaktoide" Reaktionen) auslösen als ionisierte KM, kann gegenwärtig noch nicht beurteilt werden. Zumindest kommt es nach Metrizamid auch zu einer Komplementaktivierung wie nach ionischen KM (s.a. 4.1.6, 4.1.7, 4.1.9).

4.2   Pharmakodynamik der KM
Überwiegend Allgemeinreaktionen, dosisunabhängige „anaphylaktoide" Reaktionen

4.2.1   Allgemeine Prinzipien

Nur in ganz vereinzelten Fällen kann nach parenteraler KM-Gabe eine *Antigen-Antikörper-Reaktion* als mutmaßliche Ursache eines schweren generalisierten *anaphylaktischen Schocks vom Soforttyp* nicht ausgeschlossen werden. In den weitaus meisten Fällen bestehen Zweifel an der Wirkung des KM als Allergen und einer so ausgelösten generalisierten Antigen-Antikörper-Reaktion mit Freisetzung vasoaktiver Substanzen. Deshalb herrscht heute die Ansicht vor, daß aufgrund der meisten Beobachtungen und Untersuchungsergebnisse nur eine Ähnlichkeit zwischen der klinischen Symptomatik der akut auftretenden KM-Allgemeinreaktionen und dem Ablauf einer echten AG-AK-Reaktion besteht. Deshalb sprechen wir von „allergieähnlichen" oder *„anaphylaktoiden" Reaktionen* (s.a. 4.2.4). Die Allgemeinreaktionen werden meist in leichte, mittelschwere und schwere Reaktionen eingeteilt. NW nach Injektion hepatotroper KM unterscheiden sich im Prinzip nicht von denen der nephrotropen KM. Häufig lassen sich dosisabhängige und dosisunabhängige Reaktionen nicht voneinander abgrenzen.

4.2.2   Symptomatik der Allgemeinreaktionen

Entsprechend ihrer Symptomatik sind die klinischen Erscheinungen der Allgemeinreaktionen in 5 Gruppen zusammenzufassen. Es handelt sich um Reaktionen

> — der Haut und Schleimhaut
> — des Herz-Kreislauf-Systems
> — des respiratorischen Systems
> — des vegetativen und
> — des zentralen Nervensystems

Die *Haut-Schleimhaut-Reaktionen* (s.a. die entsprechenden Abschnitte in Kapitel 5 „Klinische NW und Komplikationen") bestehen in:

- Erythem, mit und ohne Juckreiz
- Urtikaria (80 % der anaphylaktoiden Reaktionen)
- Ödeme, besonders im Kopf- u. Halsbereich (Augenlider, Lippen, Glottis etc.)

Sie entwickeln sich gewöhnlich rasch nach der KM-Injektion und können lokalisiert bzw. mehr oder weniger generalisiert sein.

Herz-Kreislauf-Reaktionen: (s.a. 4.1.11 und die entsprechenden Abschnitte in Kapitel 5 „Klinische NW und Komplikationen")

- Tachykardie oder Bradykardie
- Blutdruckanstieg, Blutdruckabfall, Schock
- Pektanginöse Beschwerden
- Reizbildungs- und Reizleitungsstörungen, Asystolie
- Myokardversagen

Reaktionen des respiratorischen Systems:

- Tachypnoe
- Hyperpnoe
- Hustenreiz
- Niesen
- Dyspnoe
- Zyanose
- Bronchospasmus
- Glottisödem
- Lungenödem
- Atemstillstand

Reaktionen des vegetativen Systems:

- Salivation oder Trockenheit von Mund und Hals
- Nausea oder Erbrechen
- allgemeines Hitze- oder Kältegefühl
- Schweißausbruch
- Schlottern, häufig als „Schüttelfrost" angesehen

Reaktionen des zentralen Nervensystems:

- Allgemeine Unruhe
- Gähnen
- Schwindel
- Ohrensausen
- schwere Exzitation
- tonisch-klonische Krämpfe
- motorische und sensible Lähmungserscheinungen
- Bewußtlosigkeit, Koma

Wie bei jeder Einteilung können einzelne Symptome mit guten Gründen auch anderen Hauptgruppen zugeordnet werden. Uns schien es für didaktische Zwecke nur wichtig zu sein, auf verschiedene Symptome zu achten, die man in den 5 Hauptgruppen zusammenfassen kann. Häufig treten mehrere Symptome nebeneinander auf. Sie können sich von NW leichteren Grades zu schwereren Reaktionen fortentwickeln, manchmal in einem unvorhersehbaren Tempo.

4.2.3 Schweregrade der Allgemeinreaktionen

4.2.3.1 Leichte Allgemeinreaktionen

werden bei ca. 10 % der Patienten beobachtet. Im allgemeinen sind diese NW kurzdauernd, nicht bedrohlich und klingen in der Regel *ohne* besondere Behandlung ab:

— *Übelkeit und Erbrechen* treten dosisunabhängig auf. Es ist eine bekannte Erfahrung, daß Patienten nach wenigen ml KM, die etwa zur Kontrolle der Katheterlage bei einer Angiographie benötigt werden, erbrechen, jedoch einen nachfolgenden, viel größeren KM-Bolus beschwerdefrei ertragen. Übelkeit und Erbrachen sind kein Grund für den Abbruch einer Untersuchung (s.a. 4.2.4 u. 5.1.1).

— *Kopfschmerzen:* dosisabhängig, meist nach großem KM-Bolus zur Lävokardiographie, Aortenbogendarstellung oder bei zerebralen Angiographien.

— *Urtikaria:* dosisunabhängig, meist nur wenige Quaddeln, die schnell wieder abklingen. Bei diesen Erscheinungen ist jedoch besondere Vorsicht geboten. Eine Urtikaria kann sich rasch ausbreiten. Ähnliches gilt von den zunächst harmlosen Symptomen wie Hustenreiz, Hüsteln, Niesen, Gähnen oder Ohrensausen. Wir haben danach wiederholt einen Übergang zu schweren Allgemeinreaktionen gesehen. Der Patient muß in jedem Fall bis zum Abklingen der Erscheinungen *überwacht* werden (s.a. 7.6).

Routinemäßig werden sofort sogenannte *Basismaßnahmen* (s.a. 7.7.1) durchgeführt:

— Sicherung eines intravenösen Zuganges
— Infusion einer physiologischen Elektrolytlösung
— Sauerstoffzufuhr im offenen System (Nasenkatheter)

4.2.3.2 Mittelschwere Reaktionen

bedürfen einer medikamentösen Behandlung (s.a. 7.7.2—7.7.6):

— Generalisierte Urtikaria
— Schüttelfrost
— Glottisödem
— Blutdruckabfall: meist vagovasale Synkope
— Bronchospasmus

4.2.3.3 Schwere Reaktionen (s.a. 7.8.1—7.9.4)

sind lebensbedrohlich und dosisunabhängig. Sie betreffen die *Vitalfunktionen* des:

— kardiovaskulären Systems
— respiratorischen Systems
— zentralen Nervensystems

Kardiovaskuläres System

— Schwere Hypotonie bis zum Schock
— Herzrhythmusstörungen
— Kammerflimmern
— Asystolie

Respiratorisches System

— Bronchospasmus
— Lungenödem
— schwere Dyspnoe und Zyanose
— Atemstillstand

Zentrales Nervensystem

— Krämpfe
— Lähmungen
— Bewußtlosigkeit

Diese lebensbedrohlichen Reaktionen müssen unverzüglich intensiv behandelt werden, u.U. mit äußerer Herzmassage und Mund-zu-Nase-Beatmung (s.a. 7.9).

4.2.4   Mutmaßliche Ursachen der KM-NW

Trotz umfangreicher Untersuchungen gibt es bis heute nur Modellvorstellungen über die Ursache der KM-Allgemeinreaktion. Der Theorie einer direkten chemotoxischen oder komplementvermittelten

„anaphylaktoiden" Reaktion (LASSER) (Abb. **10**)

steht die Hypothese einer

echten Allergie (Antigen-Antikröper-Reaktion)

gegenüber (KLEINKNECHT 1974, BRASCH 1976, 1979, 1980, WAKKERS-GARRITSEN 1976). In die allgemeinen Reaktionsformen müssen noch die *vasovagalen Reflexe* und die unitarische Hypothese der Wirkung auf und über das *Zentralnervensystem* (LALLI 1981)

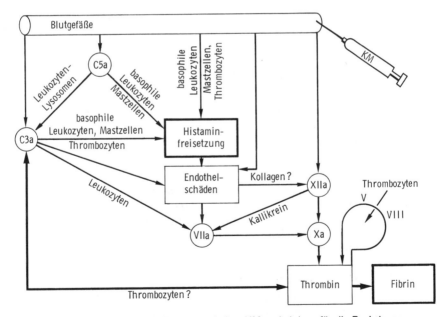

Abb. **10** Mögliche Wechselbeziehungen zwischen KM und einigen für die Reaktionen ursächlichen Faktoren (nach *Lasser,* 1977 u. 1980).

einbezogen werden. Sie können Bradykardie, Hypotonie, Bronchospasmus und Apnoe, abdominale Koliken, starkes Schwitzen und Speichelfluß auslösen (s.a. 5.1.8, 5.3.5, 5.3.8 u. 7.6).

Von den meisten Untersuchern ist in den letzten Jahren die Hypothese der echten KM-Allergie verworfen worden, weil auch nach schweren NW kein überzeugender Nachweis von KM-AK gelang. Umgekehrt zeigten Kontrollgruppen trotz hoher AK-Bindung keine Reaktion. Niedermolekulare KM können schließlich nur antigene Eigenschaften entwickeln, wenn sie als Hapten an Protein gebunden sind. Dies ist bei den modernen nephrotropen KM nicht der Fall.

Zahlreiche klinische Beobachtungen bestärken die Zweifel an einer echten allergischen Genese zumindest für die weitaus überwiegende Anzahl der KM-Allgemeinreaktionen. So haben Patienten mit schweren KM-NW spätere Wiederholungsuntersuchungen anstandslos vertragen. Andererseits treten KM-Reaktionen bei Personen auf, die nie ein Röntgen-KM erhalten haben.

Das Reaktionsmodell von LASSER zeigt die Möglichkeit einer *direkten* chemotoxisch induzierten und einer *indirekten* Freisetzung vasoaktiver Substanzen über die Aktivierung des Komplementsystems. D.h., die Aktivierung des Komplementsystems erfolgt nicht nur über einen AG-AK-Komplex (s.a. 4.1.9 u. Abb. **10**). Vor allem die Einwirkung auf die histaminreichen *Mastzellen* der Lunge (LANG 1965, 1966, 1967, 1971, 1976) erklärt die geringe Reaktionsquote bei *rascher intraarterieller* Injektion gegenüber der *intravenösen* Verabreichung. Im ersten Fall erreicht der KM-Bolus nach Durchströmung anderer Organe die Lunge stark verdünnt, während intravenös verabreichtes KM zuerst in hoher Konzentration die Lungenkapillaren passiert. Eine längere Injektionsdauer oder wiederholte KM-Injektionen im Abstand von wenigen Minuten haben eine potenzierende Wirkung, d.h., es werden erheblich höhere Histamin-Werte gemessen. Der *metallische Geschmack,* den manche Patienten während der KM-Injektion angeben, tritt übrigens auch nach direkter *Histamingabe* auf (s.a. 5.1.8).

Obwohl die Theorie der *„anaphylaktoiden" KM-Reaktion* mit direkter dosisabhängiger Histamin-Freisetzung und synergistischer Komplementaktivierung etliche Teilabläufe akuter NW erklären kann, bleibt nach neueren Beobachtungen doch offen, ob in wenigen schweren Fällen eine *echte Allergie* mit der klassischen AG-AK-Reaktion vorlag (KLEINKNECHT 1974, BAUER 1975, BRASCH 1976, 1978, 1979, 1980, MC CLENNAN 1976, SIEGLE 1980).

Bisher ist keine einzelne Theorie in der Lage, auslösende Faktoren, Angriffspunkte und nachfolgende Reaktionsketten bis zum klinischen Bild der KM-NW lückenlos zu erklären. Anscheinend gilt das Prinzip der multifaktoriellen Genese (s.a. 5.1.5 u. 7.6). Neben den schon erwähnten vasovagalen Reflexen dürfen auch die psychischen Einflüsse nicht vergessen werden, wenn der Patient in einer ihm fremden Umgebung mit Erwartungsspannung und Angst auf dem Untersuchungstisch liegt (LALLI 1980, 1981).

4.2.5   KM-Vortestung und Allergieanamnese

Die in früheren Jahrzehnten verlangten Vorteste haben nur noch historisches Interesse, denn weder positive noch negative Testergebnisse lassen eine Voraussage der KM-Verträglichkeit zu (PENDERGRASS 1955, 1958, 1962, NESBIT

1959, FROMMHOLD 1960, 1968, TONIOLO 1966, HERMS 1969, 1970, ANSELL 1970, 1980, KERP 1970, FISCHER 1972, WITTEN 1973, KASEMIR 1978, ARROYAVE 1980, LALLI 1980).

Die Europäische Gesellschaft für Radiologie hat deshalb bereits 1967 in Barcelona folgende Stellungnahme abgegeben, die bis heute unverändert gilt:

> „Bis zum gegenwärtigen Zeitpunkt gibt es keinen
> klinischen oder Laborversuch (Test), der es erlau-
> ben würde, einen tödlichen oder schweren Zwischen-
> fall vorherzusagen oder gar genaue Kontraindikationen
> gegen diese Methoden festzulegen."

Das Committee on drugs des American College of Radiology hat 1977 Todesfälle publiziert, die nach einer kleinen „Testdosis" von KM aufgetreten waren. Beim Stand unserer gegenwärtigen Kenntnisse können wir deshalb nur festhalten:

> Vortestung wertlos, evtl. gefährlich.

Die bisher verwendeten Vorteste nützen nicht dem Patienten, sondern dienen eher zur Beruhigung des Arztes. Deshalb ist es wichtiger, anstelle eines so hervorgerufenen falschen Sicherheitsgefühls den Nutzen des diagnostischen Eingriffes für den Patienten gegen das wahrscheinliche individuelle Risiko abzuwägen:

— Die Indikation zur Untersuchung ist unter Beachtung der Kontraindikationen zu stellen (s.a. die entsprechenden Abschnitte in Kapitel 5 „Indikationen" sowie „Risikofaktoren und Kontraindikationen").

— Zu vermeiden ist ein diagnostischer „overkill". Der Arzt hält sich an das Prinzip des „primum nil nocere!"

— Genaue Erhebung einer eventuellen Allergieanamnese des Patienten, Befragung nach der Verträglichkeit früherer KM-Untersuchungen. Im positiven Falle erhöht sich das zu erwartende Risiko um ein Mehrfaches (s.a. 4.3).

— Nach einer früheren KM-Reaktion sollte das gleiche KM nicht wiederverwendet bzw. auf eine Untersuchung ohne KM-Gabe ausgewichen werden (CT ohne KM-Gabe; Ultraschall; nuklearmedizinische Verfahren o.ä.).

— Von großer Bedeutung ist die psychische Ausgangslage des Patienten. Der gute Kontakt zum Patienten und das psychologische Geschick des Arztes haben einen entscheidenden beruhigenden Einfluß.

— Schließlich sind die Kenntnis möglicher Reaktionsformen und das „Vorbereitetsein" auf eventuelle NW entscheidende Faktoren für die angemessene Betreuung des Patienten.

4.3 Häufigkeit von KM-Reaktionen

4.3.1 Die Inzidenz registrierter leichter KM-NW

schwankt stark, je nachdem, ob nur objektivierbare oder auch subjektive Symptome berücksichtigt werden. Sie hängt auch von der Definition des Schweregrades ab. Im allgemeinen liegen Häufigkeitsangaben leichter NW zwischen 2—10 %. Vereinzelt wurden Extremwerte bis 50 % publiziert (s.a. 5.2.8 u.

5.3.8). Es ist anzunehmen, daß ein nicht bestimmbarer Prozentsatz gar nicht durch das KM, sondern durch andere Faktoren bedingt ist, wie

— die Grundkrankheit
— andere Medikamente (z.B. Lokalanästhesie)
— oder die Erwartungsspannung und Angst des Patienten

Außerdem kommt gerade bei der Beurteilung leichter NW durch den wertenden Arzt ein erhebliches subjektives Unsicherheitsmoment hinzu. Allergiker und Patienten mit früheren KM-NW haben eine etwa 2- bis 3mal höhere Reaktionsquote (s.a. 4.2.5) (KLUMAIR 1968, OCHSNER 1971, WITTEN 1973, ELKE 1974, 1968, SHEHADI 1975, 1977, ANSELL 1976, 1978, 1980, KROEPELIN 1978). Bereits heute ist ein Bündel von Risikofaktoren bekannt (s.a. die entsprechenden Abschnitte in Kapitel 5 ,,Risikofaktoren und Kontraindikationen"), durch die Reaktionsketten mit dem schlußendlichen Bild der klinischen NW ausgelöst werden können.

4.3.2   Schwere KM-NW

sind so selten, daß es schwierig ist, eine nach einheitlichen Kriterien bewertete, aussagekräftige Statistik zu erhalten. Sammelstatistiken beruhen auf heterogenem Ausgangsmaterial und können lediglich Größenordnungen wiedergeben (Tab. 4—9).

Tabelle 4 Häufigkeit der NW bei Ausscheidungsurographien

Leichte Reaktion	ca. 1:10	bis	1:50
Schwere Reaktion	1:1 000	bis	1:14 000
Todesfälle	1:30 000	bis	1:400 000

(*Pendergrass* 1958, *Wolfromm* 1966, *Toniolo* 1966, *Ansell* 1970, *Fischer* 1972, *Weigen* 1973, *Elke* 1974, 1980, *Gooding* 1975, *Witten* 1975, *Shehadi* 1977, 1978, *Kroepelin* 1978)

4.4   Zeitpunkt der Reaktionen

Schwere oder zum Tode führende KM-Zwischenfälle treten am häufigsten während der Injektion oder wenige Minuten danach ein (Abb. 11). FROMMHOLD (1960) berichtet über 32 Todesfälle, von denen sich 53 % während der Injektion, weitere 35 % in den ersten 5 min und weitere 10 % bis zu 10 min p.i. ereigneten. Andere Publikationen stimmen mit diesen Angaben weitgehend überein (PENDERGRASS 1958, NASELL 1970, 1975, 1977, SHEHADI 1975, 1978, LALLI 1980).

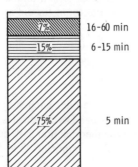

7%   16-60 min
15%   6-15 min
75%   5 min

Abb. 11 Zeitliches Auftreten schwerer Reaktionen nach der KM-Injektion.

5. KM-NW und Zwischenfälle bei bestimmten Röntgenuntersuchungen

Nachfolgend wird auf NW eingegangen, die durch eine besondere Untersuchungstechnik oder bestimmte KM bedingt sind. Das Hauptgewicht liegt auf den in der radiologischen Praxis häufig durchgeführten Untersuchungen.

5.1 Intravenöse Urographie

5.1.1 Allgemeine Prinzipien

Die Ausscheidungsurographie gehört unter den verschiedenen bildgebenden Verfahren auch heute noch zu den Basisuntersuchungen der ableitenden Harnwege. Andere nichtinvasive und invasive Verfahren ergänzen diese Untersuchung bei bestimmten Fragestellungen und können sie zum Teil in der Verlaufskontrolle ersetzen.

Der Patient soll bei der heute üblichen KM-Dosierung nicht dehydriert sein. Am Vorabend und Morgen der Untersuchung ist eine Trinkmenge von 1–2 Tassen Flüssigkeit erlaubt. Durch *Dehydratation* wird das extravaskuläre Verteilungsvolumen (Abb. **3**) verkleinert (s.a. 5.1.7 u. 5.2.8). In den Verteilungsräumen treten höhere KM-Konzentrationen mit starken Elektrolytverschiebungen auf, die häufiger NW auslösen (Cave Säuglinge und Kleinkinder!) (DUZINSKI 1971, ANSARI 1976, ALEXANDER 1978, BURGENER 1978, CARVALLO 1978, WEBB 1978) (s.a. 2.2.3 u. 5.5.8).

Außerdem soll nicht vergessen werden, daß bei *verängstigten Patienten* häufiger NW auftreten (LALLI 1974, 1975, 1980). Die psychologische Führung durch den Arzt und seine Mitarbeiter ist daher ein entscheidender prophylaktischer Faktor. Sie sind gerade in den hochtechnisierten Untersuchungsräumen für den Patienten die wichtigsten Bezugspersonen. Ihre Erfahrung, Routine in der Methodik und das menschliche Klima im Untersuchungsbereich tragen wesentlich zur Verminderung des Risikos bei (s.a. 5.2.8, 5.6.8 u. 5.8.8).

5.1.2 Untersuchungsmethodik

Nach Erhebung der *Anamnese* (Allergien!!) (s.a. 4.2.5 u. 4.3.1) und Beurteilung der obligaten *Abdomenleeraufnahme* erfolgt die intravenöse Injektion bzw. Infusion des KM stets am liegenden Patienten. Bis zum Untersuchungsende wird der Patient überwacht. KM-Menge, -Verabreichungsform, Filmformate, Anzahl und Intervalle der Aufnahmen richten sich nach dem klinischen Befund und Untersuchungsziel. Das glomerulär ultrafiltrierte KM wird bei normaler Funktion ab 1/2–2 min im Nierenkelchsystem sichtbar (s.a. 3.2).

5.1.3   Technische Besonderheiten

Die Ausscheidungsurographie wird bei störenden Überlagerungen durch die
Tomo- bzw. Zonographie ergänzt. Eine *Ureterenkompression* ist bei den heute
verwendeten KM-Mengen nur noch ausnahmsweise erforderlich. Sie sollte bei
dehydrierten Patienten unbedingt vermieden werden. In manchen Fällen treten vasovagale Reaktionen mit Bradykardie, Blutdruckabfall, Blässe, Übelkeit
und Schweißausbruch auf (4.2.4 u. 7.6). Um *vasovagale Reaktionen* vorzubeugen, wird die Prämedikation von 0,5–3,0 mg Atropinum sulfuricum empfohlen (FISCHER 1976, STANLEY 1976, HARNISH 1980). Eine Kompression wird nicht angelegt bei:

— Dehydratation
— alten Patienten mit Gefäßsklerose
— psychisch auffälligen Patienten
— peritonealer Reizung
— pathologischer Resistenz
— unklarem Abdomen
— nach Bauchtraumen und
— postoperativ

5.1.4   Indikationen

Bestimmung von Nierenform, -größe und -lage; Verdacht auf Mißbildungen
im Urogenitalbereich; Hypertonie; unspezifische und spezifische Entzündungen;
Konkremente und andere Kalzifikationen; Kompressionen und Obstruktionen
verschiedener Genese im Bereiche der ableitenden Harnwege; Kontrolle nach
Nierentransplantation; Nierentrauma; unklare Hämaturie; Tumorverdacht
u.a.m.

5.1.5   Risikofaktoren und Kontraindikationen

Eine umfassende Theorie der Ätiologie und pathogenetischen Stufen, die zum
klinischen Bild der KM-NW führen, gibt es bisher nicht. Die teils hypotheti-
schen Erklärungsversuche deuten nur Teilbereiche des Geschehens. Wir müssen
von der Vorstellung multifaktorieller Anstöße ausgehen, die Reaktionsketten
in Gang setzen können (s.a. 4.1.9, 4.2.4 und Tab. 9).

Bekannt sind *endogene und exogene Risikofaktoren*. Die wichtigsten seien hier
auch im Hinblick auf andere radiologische Untersuchungsmethoden genannt:

— Allergieanamnese (s.a. 4.2.5)
— Dehydratation (s.a. 5.1.1, 5.1.7, 5.2.8 u. 5.3.8)
— Lebensalter: Säuglinge und Kleinkinder, alte Patienten
— schwere Atheromatose
— Herzschäden, kardiale Insuffizienz (s.a. 4.1.11 und 4.2.2)
— hochgradige pulmonale Insuffizienz (s.a. 4.1.8)
— Niereninsuffizienz, besonders in Kombination mit diffusem Leberschaden
— Diabetes mellitus
— Paraproteinosen (Myelom, Plasmazell-Leukämie usw.) (s.a. 4.1.10)
— Hirnschäden, Epilepsie (s.a. 4.1.7)
— vegetative und psychische Labilität
— ungeschickte psychologische Führung des Patienten (s.a. 5.1.1)
— geringe Erfahrung der Untersucher, geringe manuelle Übung

— sehr hohe KM-Gesamtdosis (s.a. 4.1.3)
— Perfusion bestimmter Organe in hoher Konzentration, z.B. Nieren,
  Koronararterien, Hirnarterien
— bestimmte KM-Moleküle, Applikationsformen und Injektionsgeschwindig-
  keiten (s.a. 2.2, 4.1.2, 4.1.4 und 4.3)
— bestimmte untersuchungstechnische Manipulationen

In der Regel begründen 1 oder 2 Risikofaktoren beim gleichen Patienten noch keine *Kontraindikation* zur KM-Anwendung. Die verschiedenen Risikofaktoren haben auch eine unterschiedliche klinische Dignität. Deshalb geben die klinische Erfahrung des verantwortlichen Arztes bzw. Teams und die Bedeutung der gesuchten diagnostischen Information den Ausschlag für die weiteren Entscheidungen. Oft ist eine Rücksprache mit dem überweisenden Arzt oder Hausarzt erforderlich, um entscheiden zu können, ob das Risiko im Interesse des Patienten vertretbar ist. Andernfalls muß überlegt werden, ob nicht auf andere Untersuchungen ohne KM ausgewichen werden kann (s.a. 4.1.10 u. 4.2.5). In jedem Fall muß der zu erwartende Nutzen für den Patienten evident sein.

Zahlreiche Autoren sehen wegen der guten Verträglichkeit moderner nephrotroper KM auch in der schweren *Niereninsuffizienz mit Leberschaden* keine Kontraindikation zur Urographie oder Angiographie. Diese Ansicht wird jedoch nicht ausnahmslos geteilt, sondern zumindest eine rasche Dialysemöglichkeit bei schweren vorbestehenden Organschäden gefordert (VAN WAES 1972, WITTEN 1973, FELDMANN 1974, HANAWAY 1974, SHERWOOD 1974, CARANASOS 1975, GOODING 1975, ANSELL 1976, 1978, CARVALLO 1978). Je mehr Risikofaktoren bei einem Patienten zusammentreffen, desto stärker werden jedenfalls die Argumente, die für eine Kontraindikation zur Untersuchung sprechen.

5.1.6   KM-Arten

In der urographischen Diagnostik werden heute noch verschiedene ionisierte trijodierte und praktisch nicht proteingebundene *KM-Arten* verwendet (Tab. 1a). Es handelt sich vor allem um Präparate aus den Stoffklassen der:

— Diatrizoate   (1954)
— Metrizoate   (1961)
— Jodamide   (1965)
— Jotalamate   (1962)
— Joxitalamate   (1968)

Die beigefügte Jahreszahl bezeichnet ihre Einführung in die klinische Praxis. In der üblichen Dosierung sind diese KM gut verträglich. Beispielsweise ist die akute Toxizität (g KM-Salz/kg KG) der Diatrizoate geringer als diejenige fast aller anderen gebräuchlichen Medikamente (s.a. 4.1.2) (LEVITAN 1976). Allerdings werden andere Medikamente auch fast nie in Dosen von über 10 g pro Durchschnittskörpergewicht eines Erwachsenen (ca. 70 kg) appliziert!

Die modernen ionischen *nephrotropen KM* unterscheiden sich nur geringfügig in der physiologischen intra- und extravaskulären Verteilung, Exkretionsrate und Toxizität der Natrium- und Megluminsalze. Aufgrund ihrer geringen Toxizität, dem Verhalten bei der Durchmischung bzw. Diffusion in den intra- und extravasalen Verteilungsräumen (s.a. 3.2) werden uroangiographische KM in hoher Dosierung für das „KM-Enhancement" bei der computertomographischen Untersuchung (CT) verwendet. Das „Enhancement" erfolgt durch:

− Bolusinjektion
− Infusion
− Kombination von Bolusinjektion und Infusion

(AMBROSE 1973, NEW 1974, GADO 1975, HUCKMAN 1975, ELKE 1977, HATAM 1978, NORMAN 1978, PALING 1979, KIRSCHNER 1980). Literaturangaben von NW bei den einzelnen Injektionstechniken differieren erheblich und erlauben gegenwärtig noch keine schlüssige Antwort (s.a. 4.1.4). Für eine Bewertung müssen erst größere Untersuchungszahlen abgewartet werden.

Bei bestimmten Indikationen, vor allem im Säuglingsalter, und bei einer Häufung von Risikofaktoren (s.a. 4.1.10, 4.2.5, 4.3) werden auch die *nichtionischen KM* vom Typ der

− Metrizamide   (1969)

oder die wenig ionisierten Monosäuredimere

− z.B. Joxaglate   (1975)

in der urographischen und angiographischen Diagnostik verwendet (ALMEN 1973, 1975, 1977, 1980, FELDER 1977, BRUN 1978, FISCHER 1978, STATE 1978, OPPERMANN 1978, GRAINGER 1979, HOLM 1979) Die wenig ionisierten und nichtionisierten wasserlöslichen KM haben in Vergleichsstudien geringere kardiovaskuläre NW und einen kleineren diuretischen Effekt gezeigt (s.a. 4.1.11). Ob sie auch seltener schwere Allgemeinreaktionen auslösen als ionisierte, hyperosmolare KM, kann gegenwärtig noch nicht beurteilt werden.

5.1.7   KM-Normaldosis

Die KM-Normaldosis der oben genannten ionisierten Benzoesäure-Derivate liegt für die urographische Diagnostik um 1−2 ml pro kg KG einer Lösung mit 60 bis 76 % oder 29−38 % Jodgehalt (s.a. 4.1.3). Eine wesentliche Dosiserhöhung ist für Urographien unzweckmäßig. Dadurch würde die osmotisch bedingte Diurese verstärkt und die KM-Konzentration im Endharn vermindert (OCHSNER 1971, SCHEITZA 1976, WEBB 1978). Bei Säuglingen und Kleinkindern ist auf die Effekte der Dehydratation mit starken Elektrolytverlusten zu achten (s.a. 5.1.1 u. 5.2.8).

Für das *KM-Enhancement* bei der CT werden heute überwiegend hohe KM-Dosen einphasig oder zweiphasig gegeben. Die verabreichte Gesamtjodmenge übersteigt bei einzelnen Untersuchern 40 g Jod (HUCKMAN 1975, NORMAN 1978, TSAI 1979).

5.1.8   Klinische NW und Komplikationen

Ergänzend zu den bereits beschriebenen klinischen KM-NW und Komplikationen (s.a. 4.1 u. 4.2) soll noch auf einige NW eingegangen werden, die bei der urographischen und CT-Anwendung häufiger auftreten.

Neben renaler Vasokonstriktion und Reduktion der renalen Durchblutung mit röntgenologisch nachgewiesener *Nierenvolumen-Abnahme* kann auch eine Vasodilatation mit *Nierenvolumen-Zunahme* vorkommen. Mit der Volumenzunahme steigt der subkapsuläre renale Druck an. Im Schock verkleinern sich beide Nieren (LINDGREN 1968, 1974, ARKLESS 1969, DURE-SMITH 1974, HUBER 1974, KATZBERG 1976, CRAMER 1977).

Selbst bei Serumkreatininwerten, die weit über 1,5 mg pro 100 ml (ca. 130 μmol/l) liegen, zum Teil über 5 mg pro 100 ml (ca. 450 μmol/l), werden noch diagnostisch nützliche Ergebnisse gewonnen. Andererseits nimmt das NW-Risiko (s.a. 7.2) bei Niereninsuffizienz mit Kreatininwerten über 3 mg pro 100 ml (ca. 265 μmol/l) zu.

In derartigen Fällen sind akute Oligurien oder *Anurien* beschrieben worden. Falls man nicht primär auf Untersuchungen ohne KM-Anwendung ausweichen kann (s.a. 4.1.10, 4.2.5 u. 5.1.6), sollte bei dieser Risikogruppe eine rasche Dialysemöglichkeit gewährleistet sein (VAN WAES 1962, WITTEN 1973, KLEINKNECHT 1974, MILMAN 1974, CARANSOS 1975, ANSELL 1976, 1977, 1980, CARVALLO 1978).

Ein *persistierendes Nephrogramm* ohne vorbestehende Abflußbehinderung kann Ausdruck einer KM-Reaktion sein (ROBBINS 1975, OLDER 1976). Der anhaltende nephrographische Effekt kann auf eine verlängerte KM-Verweildauer in den Kapillaren − z.b. nach Blutdruckabfall und Reduktion der Filtrationsrate − sowie auf das verlangsamte Ausspülen aus den Nephren zurückzuführen sein. Bei derartigen „High-risk"-Patienten wird dringend eine Mannit-Infusion (s.a. 6.3.3) und die 24-h-Abdomenübersichtsaufnahme zur Kontrolle empfohlen.

Eine Verschlechterung der Nierenfunktionswerte bis zur akuten *Anurie* nach i.v. KM-Gabe wird z.B. bei *Diabetikern* oder alten Patienten wesentlich auf die vorbestehende Vaskulopathie zurückgeführt (ANSARI 1976, KAMDAR 1977, CARVALLO 1978). Histologisch sind dabei „osmotische Nephrosen", akute tubuläre Nephrosen und intratubuläre Proteinablagerungen nachgewiesen worden. Akute Oligurien und Anurien mit morphologischen Nierenschäden können übrigens auch innerhalb von 24 h nach oraler oder parenteraler Gabe gallengängiger KM auftreten (s.a. 5.2.8) (SEAMAN 1973, FINK 1974, HARROW 1966, CRAFT 1967, CANALIS 1969, BROWN 1973, SARGENT 1973, GLEYSTEEN 1976).

Die Wirkungen auf Gefäßdothel, Blut-Hirn-Schranke, Blutkörperchen und Gerinnungssystem, Herz-Kreislauf-System und Paraproteine sind im Kapitel 4 zusammengefaßt worden.

Bronchospasmen können über *Vagusreizung bzw. cholinergische Effekte* oder durch *Histaminfreisetzung* auftreten. Dafür wird vor allem die plötzliche und massive Abgabe vasoaktiver Amine aus den *Mastzellen* während der Lungendurchströmung verantwortlich gemacht. Bei allergisch reagierenden Patienten sind diese Mastzellen besonders histaminreich. Tatsächlich treten Bronchospasmen bei Allergikern häufiger auf, während sie insgesamt im Rahmen der urographischen Untersuchungen nur einen geringen Prozentsatz von etwa 0,01 % ausmachen. Obwohl etliche Argumente für die Bedeutung dieser Reaktionsketten sprechen, bleiben doch noch viele Fragen ungelöst (BERNSTEIN 1965, LASSER 1974, 1978, 1980, ROSENFIELD 1977).

5.2   Cholegraphische Untersuchungen

Für die Röntgenuntersuchungen der ableitenden Gallenwege bzw. der Gallenblase stehen 2 Gruppen von hepatotropen KM zur Verfügung,

– die oralen und
– die parenteral verabreichten Cholegraphika.

5.2.1   Allgemeine Prinzipien

Zu den Basisuntersuchungen der ableitenden Gallenwege und Gallenblase gehören die orale und die intravenöse Cholezysto- bzw. Cholangiozystographie. Sie werden bei bestimmten Fragestellungen durch die nicht invasiven Verfahren der Ultraschalluntersuchung und CT bzw. durch invasive Methoden wie die *perkutane transhepatische Cholangiographie,* die „endoskopische retrograde Cholangio-Pankreatographie" (*ERCP*) und die *intra- bzw. postoperative Cholangiographie* mit Druck- und Flowmessung ergänzt oder ersetzt. Aufgrund ihrer hohen Sensivität und Spezifität rückt heute die *Ultraschall*-Technik beim Konkrementverdacht in der Gallenblase oder den ableitenden Gallenwegen noch vor der KM-Anwendung an die erste Stelle der diagnostischen Maßnahmen.

Wie bei den Untersuchungen mit nephrotropen KM sollte der Patient nicht dehydriert sein (s.a. 5.1.1). Wir empfehlen eine 2tägige diätetische Vorbereitung mit leichter Kost. 2–3 h vor der Einnahme des oralen KM soll eine fettreiche Nachmittagsmahlzeit eingenommen werden, denn die gute Gallenblasenentleerung ist eine der Voraussetzungen für die nachfolgende gute KM-Füllung. Eine genügende Trinkmenge am Vorabend und am Morgen des Untersuchungstages ist erlaubt. Koffein- und theinhaltige Getränke sind zu vermeiden.

5.2.2   Untersuchungsmethodik

Wie bereits bei den nephrotropen KM beschrieben, müssen Anamnese und Leeraufnahme vor jeder KM-Gabe bewertet werden (s.a. 5.1.2). Die *orale* Applikation ist aufgrund ihrer geringeren NW und des kleineren Zeitaufwandes die Methode der Wahl. Erst wenn ihr Ergebnis ungenügend ist und in Notfällen, rückt die *parenterale* Gabe an die erste Stelle. Sie erfordert einen höheren Zeit- und Arbeitsaufwand und verursacht auch häufigere und ernstere NW.

Das oral verabreichte KM wird bei einigen Substanzen nach 1–2 h in den Gallengängen sichtbar, während sich die Gallenblase nach 3–19 h darstellt (s.a. 3.3.1). Die i.v. Cholangiographika führen nach 10–30 min zur Kontrastierung der Gallengänge (s.a. 3.3.2).

5.2.3   Technische Besonderheiten

In vielen Fällen wird die diagnostische Information der Cholangiozystographie durch die Tomographie verbessert. Nach einer Reizmahlzeit bzw. pharmakoradiographischen Einwirkung werden die Kontraktionsfunktion der Gallenblase, Gallengangsfüllung und der Abfluß bewertet.

Die *perkutane transhepatische Cholangiographie* sollte nur in Operationsbereitschaft durchgeführt werden, weil Blutungen und gallige Peritonitis nach der Punktion extrahepatischer Strukturen gefürchtete Komplikationen sind.

5.2.4   Indikationen

Zur Indikationsstellung der oralen oder i.v. Darstellung sind verschiedene Gesichtspunkte zu berücksichtigen:

– Möglichkeit der Ultraschalluntersuchung
– Zeitaufwand
– Verträglichkeit der KM
– diagnostische Brauchbarkeit (s.a. 5.2.2).

Orale Cholegraphie: Unklarer Ultraschallbefund, Anomalien, Steinleiden, Tumoren, Funktionsstörungen (Konzentrations- und Kontraktionsfunktion, Abfluß).

i.v. Cholangiozystographie: Ungenügende orale Darstellung, primär notwendige Gallengangsdarstellung, postoperative Kontrollen, Leberfunktionsstörung bei guter Nierenfunktion! (s.a. 5.1.5), Notfälle.

ERCP: Nach ungenügender Information durch vorgängige nichtinvasive Verfahren und die i.v. Darstellung, Beurteilung des Ductus pancreaticus, DD des hepatozellulären und Verschlußikterus.

Perkutane transhepatische Cholangiographie: Nach ungenügender Information durch die Voruntersuchungen, ungeklärter Verschlußikterus, DD Stein- oder Tumorobstruktion.

5.2.5   Risikofaktoren und Kontraindikationen

Wie bei den anderen KM-Untersuchungen steigt das *Untersuchungsrisiko* bei Patienten mit vorbestehenden Organschäden an. Stärker gefährdet sind Patienten mit

– Dehydratation und
– Niereninsuffizienz,

denn die Niere ist das wichtigste *heterotrope Ausscheidungsorgan* für gallengängige KM. Die Eliminierung über die Magen- und Darmschleimhaut ist dagegen belanglos. Der Arzt muß sich deshalb vor der KM-Gabe über die ausreichende Nierenfunktion vergewissern. Sofern die KM-Dosis der Norm entspricht, ist eine funktionstüchtige Niere in der Regel dieser zusätzlichen Belastung gewachsen. Zu den übrigen *Risikofaktoren* s.a. Kapitel 5.1.5. Wegen der starken Proteinbindung fast sämtlicher hepatotroper KM sollten sie bei *Paraproteinosen* nicht verwendet werden (s.a. 4.1.10).

Kontraindikationen der transhepatischen Cholangiographie:

– Blutungsneigung
– parasitäre Lebererkrankungen (bes. Echinokokken)
– Cholangitis
– akute Lebererkrankungen
– KM-Intoleranz

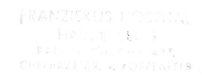

5.2.6   KM-Arten

Die wichtigsten *oral* verabreichten hepatotropen KM sind trijodierte organische Säuren mit lipophilen Gruppen. Heute werden vor allem Verbindungen aus folgenden Stoffgruppen verwendet.

– Jopanoate	(1952)	(Telepaque)
– Bunamiodyl	(1958)	(Orabilix)
– Jopodate	(1959)	(Biloptin, Solu-Biloptin, Orografin)
– Jobenzamate	(1961)	(Osbil)
– Tyropanoate	(1975)	(Bilopaque)
– Jomorinate	(1977)	(Oravesin)

Die beigefügte Jahreszahl bezeichnet ihre Einführung in die klinische Praxis (s.a. 3.3.1).

Parenteral werden vor allem Dimere der Trijod-Benzoesäure mit unterschiedlich langer verbindender Kette verwendet (Tab. **1b**). Mit der Molekülvergrösserung läßt sich eine

– verminderte Proteinbindung
– Reduktion der Toxizität
– gesteigerte biliäre Ausscheidungsgeschwindigkeit
– bessere Darstellung der ableitenden Gallenwege

erreichen (FELDER 1973, LASSER 1970, 1971, 1978, SCHOLZ 1975, HILWEG 1976, ROBBINS 1976, TAENZER 1977, 1979, BELL 1978, HUSBAND 1978, WITCOMBE 1978, ZAUNBAUER 1981). Diese KM sind Salze der:

– Jodipamsäure	(1953)	(Biligrafin, Cholografin)
– Joglycaminsäure	(1964)	(Bilivistan)
– Jodoxaminsäure	(1970)	(Endobil, Endomirabil, Cholevue)
– Joglycamsäure	(1971)	(Biligram)
– Jotroxinsäure	(1977)	(Biliscopin)

(s.a. 3.3.2).

5.2.7   KM-Normaldosis

Die KM-Normaldosis der *oralen* Cholegraphika liegt bei 3–4,5 g KM-Substanz für erwachsene Patienten.

Für die *intravenös* verabreichten cholegraphischen KM gelten 20–30 ml 40%ige KM-Lösung, entsprechend 3,7–5,5 g Jod bzw. 100 ml 10%ige KM-Lösung zur i.v. Infusion als optimale Dosis. Als optimale *Injektionszeiten* (s.a. 4.1.4) werden für die langsame i.v. Injektion 5–15 min, für die Langzeitinfusion 20–120 min angesehen. Etliche Radiologen verkürzen neuerdings die Infusionszeit auf 10–20 min, wenn die Bilirubinwerte i.S. normal sind.

Das *Transportmaximum* (s.a. 3.3) für die hepatische Ausscheidung von Joglycamid liegt beim Menschen um 20–30 mg/min. Diese Begrenzung der biliären Ausscheidungsrate führt zur alternativen renalen Elimination von überschüssigem KM. Deshalb ist durch die bessere Ausnutzung der – evtl. aus Krankheitsgründen reduzierten – limitierten Transport- und Exkretionskapazität der Leberzelle die Infusion mit ihrer langsamen KM-Anflutung heute die Methode der Wahl, wenn man das KM intravenös geben muß (s.a. 3.3.2).

5.2.8   Klinische NW und Komplikationen

Ergänzend zu den bereits beschriebenen *klinischen NW* und Komplikationen (s.a. 4.1, 4.2) soll noch auf einige NW eingegangen werden, die bei der cholegraphischen KM-Anwendung häufiger auftreten.

Insgesamt sind die NW nach *oraler* KM-Gabe sehr gering. Leichte bis mittelgradige NW wie Übelkeit, Erbrechen, Leibschmerzen und Durchfall werden in ca. 5 % beschrieben, während NW dieser Schweregrade nach i.v. Verabreichung in 10–30 % der Untersuchungen vorkommen (BURGENER 1972, PARKS 1974, STANLEY 1974, SHEHADI 1978).

Schwerwiegender sind die sehr selten nach oraler KM-Gabe beobachteten *Nierenfunktionsstörungen*. Sie äußern sich einmal in einem Anstieg des Serumkreatinins und reichen in extremen Ausnahmefällen bis zum akuten Nierenversagen, auch bei vorher Nierengesunden (CANALES 1969, DUGGAN 1973, GAUDET 1974, SHEHADI 1978, NEAL 1979) (s.a. 5.1.8).

Die oralen cholezystographischen KM haben eine starke urikosurische Wirkung. Deshalb sollen die Patienten reichlich trinken (s.a. 5.1.1 u. 5.1.7).

Eine anhaltende Kontrastierung der Gallenblase nach oraler KM-Gabe über 2 Tage ist normal und keineswegs ein Kriterium für eine Gallenblasenerkrankung (BANNER 1979). Infolge der langsameren Ausscheidung cholegraphischer KM wird auch nach oraler Gabe eine Beeinflussung der *Schilddrüsen*funktionsuntersuchungen gesehen. Die Störung der Werte kann 1–3 Monate anhalten. Extrem selten ist die Entwicklung einer Thyreotoxikose (s.a. 2.2.1, 4.1.7) (FAIRHURST 1975, STEIDLE 1979). In den USA wurde Bunamiodyl vom Markt zurückgezogen, da mehrere schwere Komplikationen, davon mindestens 12 mit tödlichem Ausgang, und 7 Fälle mit akutem Nierenversagen publiziert wurden (SHEHADI 1978).

Nach *i.v. Verabreichung* cholegraphischer KM treten schwere NW etwa 3- bis 4mal häufiger als nach urographischen KM auf. Häufigkeitsangaben über NW sämtlicher Schweregrade variieren zwischen 10–30 %. Sie scheinen bei den neueren Präparaten etwas seltener zu sein, doch müssen größere Zahlen für eine genauere Bewertung abgewartet werden (s.a. Tab. **5**).

Tabelle 5 Häufigkeit der NW bei i.v. Cholegraphien

Leichte Reaktion	ca. 1:7 bis 1:20
Schwere Reaktion	ca. 1:1 000 bis 1:2 000
Todesfälle	ca. 1:3 000 bis 1:100 000

(*Frommhold* 1960, *Toniolo* 1966, *Herms* 1968, *Ansell* 1970, 1976, *Weigen* 1973, *Scholz* 1974, 1975, *Shehadi* 1975, 1977, 1978)

Die langsame Infusionstechnik (*Langzeitinfusion*) bietet dem Patienten

– mehr Sicherheit vor leichten und schweren NW,
– besseres Befinden während der Untersuchung,
– eine kontrastreichere Darstellung der Gallenwege.

Beispielsweise traten in einer Studie nach kurzzeitiger i.v. Injektion in 12,9 % der Untersuchungen und nach Langzeitinfusion nur in 6,4 % NW auf (AN-

SELL 1970, 1976, SCHOLZ 1974, 1975, SHEHADI 1975, 1978, TAENZER 1979, WITCOMBE 1979).

Am häufigsten sind *dermale* und viszerale Reaktionen. *Viszerale* (Übelkeit, Erbrechen, Diarrhöen, Leibschmerzen) und *hepatotoxische NW* sowie eine Beeinflussung der Blut-Hirn-Schranken-Funktion treten nach gallengängigen häufiger als nach nierengängigen KM auf. Leberfunktionsstörungen lassen sich oft erst Stunden bis Tage nach der KM-Gabe nachweisen. Sie führen u.a. zu einem dosisabhängigen Anstieg der SGOT-Spiegel von normalen zu abnormalen bzw. von abnormalen zu stärker abnormalen Werten. *Nephrotoxische* und hepatotoxische Spätreaktionen wurden nach jeder Applikationsform — auch nach Langzeitinfusionen — gallengängiger KM beschrieben (ANSELL 1970, 1976, SCHOLZ 1974, 1975, SHEHADI 1975, 1978, ANSARI 1976, BRUNA 1976, WITCOMBE 1978, 1979).

Das akute Nierenversagen wird zurückgeführt auf die

— Abnahme der glomerulären Filtration bei Blutdruckabfall und/oder Fibrinablagerung in den Glomeruli,
— Obstruktion der Nierentubuli durch Kristall- oder Eiweiß-Ausfällung (Gicht, Paraproteinosen),
— direkte tubulozelluläre Schädigung.

Nach Infusionscholegraphien mit Joglycamat sind in 10 % der Fälle Lebernekrosen festgestellt worden. Sie gehen mit erhöhter Transaminasewerten einher, sind aber in der Regel reversibel. Die Reaktionen können verzögert, z.B. erst nach Tagen, auftreten, und wurden auch nach oraler KM-Gabe beobachtet. Häufig lösen sie keine klinischen Symptome aus.

Trotz *erhöhter Serumbilirubinwerte* zwischen ca. 26—70 μmol/l ($\hat{=}$ 1,5—4 mg%) können durch eine adäquate langsame Infusion Gallengänge und Gallenblase meist noch ausreichend dargestellt werden. Die Resultate sind bei fallendem Bilirubinspiegel besser als bei steigendem. Bei Serumbilirubinwerten über 86 μmol/l ($\hat{=}$ über 5 mg%) kann nicht mehr mit einer diagnostisch verwertbaren Kontrastierung gerechnet werden (ROBBINS 1976, HEEP 1979).

NW der *ERCP* werden in 2—3 % der Untersuchungen, Todesfälle in ca. 0,2 % beschrieben (DAVIS 1975, NEBEL 1975, BILBAO 1976, KESSLER 1976, THURNHERR 1976, ANACKER 1977, CLASSEN 1977, SOEHENDRA 1977). Die Komplikationen treten während der Passage des Instruments durch den Ösophagus bis ins Duodenum und der Sondierung der Papille sowie nach der KM-Instillation auf.

Die retrograde KM-Einspritzung muß vorsichtig, unter Durchleuchtungskontrolle und Antibiotikaschutz, erfolgen. Bei Parenchymanfärbung steigt die Komplikationsrate akuter Pankreatitiden auf ca. 14 % an. Sonst kommt diese häufigste schwerere NW der ERCP bei etwa 0,3—1 % der Untersuchungen vor. BILBAO (1976) sah bei 8 681 Untersuchungen 15 Todesfälle, davon

— 8 mit cholangitischer Sepsis
— 5 mit pankreatitischer Sepsis
— 1 mit intestinaler Perforation
— 1 mit Ösophagusvarizenblutung

Unter den 15 Todesfällen war bei 11 Patienten der Ductus Wirsungianus durch ein Neoplasma obstruiert.

Weitere NW treten durch die Prämedikation und durch die KM-Gabe selbst auf. *KM-Allgemeinreaktionen* sind selten. Wir haben unter 600 retrograden Cholangiogrammen und Wirsungianogrammen einmal eine Allgemeinreaktion mit Urtikaria und Quaddeln etwa 30 min nach Instillation von 30 %igem Amidotrizoat in einen normalen Ductus pancreaticus gesehen. Juckreiz und Quaddelbildung gingen nach 120 ml Prednisolon i.v. und 20 ml Kalzium-Antihistaminikum i.v. rasch zurück.

Wie schon erwähnt, sollte die *perkutane transhepatische Cholangiographie* nur in Operationsbereitschaft durchgeführt werden (s. Risikofaktoren und Kontraindikationen 5.2.5). ANSELL (1976) fand in der Literatur unter 1794 transhepatischen Punktionen als schwere Komplikation in 1,8% eine gallige Peritonitis bei einer Gesamtmortalität von 1,1 %. KREEK (1980) sammelte unter 322 PTC ca. 10 % schwere Komplikationen, ca. 3 % chirurgische Noteingriffe und 0,9 % Todesfälle!

Risiken und Komplikationen sind bei diesen invasiven Prozeduren wieder stark abhängig vom Zustand des Patienten, der Indikation und der Erfahrung des Untersuchers (s.a. 5.1.1, 5.6.8 u. 5.8.8). Vor allem muß die wiederholt erwähnte stärkere Gefährdung des Patienten bei Dehydratation und Niereninsuffizienz beachtet werden. BILBAO (1976) hat in 4 535 Fällen bei erfahrenen Untersuchern 3 % Komplikationen, bei weniger erfahrenen Untersuchern in 1185 Fällen 7% Komplikationen gefunden.

5.3 Orale Ösophagus-Magen-Darm-Passage und retrograder Kolonkontrasteinlauf

5.3.1 Allgemeine Prinzipien

Beim nüchternen Patienten werden Ösophagus, Magen und Darm nach oraler oder das Kolon nach retrograder KM-Gabe unter Durchleuchtungskontrolle und dosierter Kompression mit dem Bildverstärker-Fernsehsystem untersucht.

Die Vorschläge zur *Vorbereitung* des Patienten sind Legion — der beste Beweis dafür, daß es keine allgemein wirksame und optimale Vorbereitung gibt. Für die programmierte Magenuntersuchung empfehlen wir am Vortage leichte Kost. Zur Sekretverminderung nimmt der nüchterne Patient etwa 1 Stunde vor Untersuchungsbeginn 1 mg Atropinsulfat mit einem Kaffeelöffel Wasser ein.

2 Tage vor der Kolon-Kontrastuntersuchung ernährt sich der Patient mit schlackenfreier Diät. Bei einer vorgeplanten Abklärung empfehlen wir heute, am frühen Abend vor der Untersuchung 3 l Fordtran-Lösung zu trinken. Es handelt sich dabei um ein Elektrolyt-Gemisch und 59 g Polyäthylenglykol 4000 auf 1 l Aqua dest. aufgefüllt. 1/2 l sollte der Patient in der ersten Viertelstunde trinken, dann alle halbe Stunde ca. 1/2 l. 1—2 Stunden später werden mehrere Stuhlentleerungen erfolgen. Die letzte sollte wasserklar sein. Selbstverständlich muß bei alten Patienten, Kreislaufgefährdeten und bei kleinen Kindern von diesem Schema abgewichen werden. 1/2 h vor Untersuchungsbeginn bekommt der erwachsene Patient 1 mg Atropinsulfat per os. Kinder bis zu 6 Jahren erhalten 0,25 mg, zwischen 6 und 12 Jahren 0,5 mg Atropinsulfat per os. Vor der evtl. Anwendung eines Ballonkatheters wird die digitale, rektale Untersuchung durch den Radiologen empfohlen (Sphinktertonus!) (DODDS 1980).

5.3.2   Untersuchungsmethodik

Die Durchleuchtung erfolgt zunächst mit wenig KM als Reliefdarstellung, anschließend als Prallfüllung zur Beurteilung der Wandkonturen und des Dehnungsreizes. Für besondere Fragestellungen wird im Magen und Duodenum die Doppelkontrasttechnik mit positivem KM und Luft angewendet. Beurteilt werden stets morphologische und funktionelle Kriterien während der Passage in verschiedenen Positionen des Patienten und Aufnahmeprojektionen.

Die gleichen Untersuchungsprinzipien werden beim retrograden Kolon-Kontrasteinlauf sinngemäß abgewandelt. Hier unterscheiden wir die Prallfüllung und anschließende Reliefdarstellung (*Prallfüllungs-Relieftechnik*) nach Entleerung von der retrograden *Doppelkontrastdarstellung* des Kolons.

5.3.3   Technische Besonderheiten

Strahlendosissparende Aufnahmeserien werden heute durch 70-mm-x-70-mm- oder 100-mm-x-100-mm-Bildverstärker-Ausgangsphotographien erhalten. Eine weitere Strahlendosisreduktion und künstliche Kontrastanhebungen bzw. Subtraktionen sind von den Geräten mit moderner Elektronik und Computerhilfe zu erwarten. Um funktionelle Abläufe besser festzuhalten und beliebig abspielen zu können, werden die Videosignale auf *Magnetband* gespeichert. *Medikamente* − vor allem Spasmolytika und Peristaltikanreger − können bei bestimmten Situationen den Untersuchungsablauf erleichtern und die diagnostische Information verbessern.

Vor allem muß der untersuchende Arzt entscheiden, ob bei der gegebenen Situation die Untersuchung mit einer Bariumsulfat-Aufschwemmung oder mit einem *wasserlöslichen und resorbierbaren KM* durchgeführt werden muß. Für die retrograde Kolon-Kontrastdarstellung soll ein Ballonkatheter nur ausnahmsweise verwendet werden (s.a. 5.3.8).

Wie schon bei anderen Untersuchungen im Bauchraum beschrieben, wird die Magen-Darm-Untersuchung ebenfalls heute durch die nicht invasiven Verfahren des *Ultraschalls* und der *Computertomographie* ergänzt. Die Ultraschalluntersuchung muß vorgezogen werden, wenn das Risiko der KM-Untersuchung zu hoch erscheint bzw. dem Patienten die Belastung der Untersuchung nicht zugemutet werden kann.

5.3.4   Indikationen

Dysphagie, Passagebehinderung; Verdacht auf Anomalien, Fremdkörper, Ulzera, Kompression von außen, Neoplasien, Divertikel, Perforationen, Fisteln, Hämatemesis, Meläna; postoperative Kontrollen u.a.m.

5.3.5   Risikofaktoren und Kontraindikationen

Bei Organen ohne Selbstdrainage darf Bariumsulfat nicht verwendet werden, weil es nicht resorbiert werden kann, sondern lediglich durch Wasserentzug eingedickt wird. Es muß dann auf ein *wasserlösliches KM* zurückgegriffen werden. *Kontraindikationen* zur oralen Bariumsulfatgabe sind:

− Verdacht auf Ösophagus-Magen-Darm-Perforation
− intestinale Fisteln
− postoperative Nahtinsuffizienz
− Atresien und Stenosen in der pädiatrischen Röntgendiagnostik

- hochgradige Stenosen, speziell distal des Magens beim Erwachsenen
- Ileus
- unklares Abdomen mit peritonitischen Reizerscheinungen

Die Durchführbarkeit einer *retrograden Kolon-Kontrastuntersuchung* hängt vom Allgemeinzustand des Patienten ab. Die Untersuchung sollte nicht durchgeführt werden bei

- Herzinsuffizienz
- frischen Herzinfarkten
- niedrigem Blutkaliumspiegel
- kurz zurückliegender Rektumbiopsie

Bei *Perforationsverdacht* soll auch diese retrograde Untersuchung nur mit *wasserlöslichem KM* durchgeführt werden. Im Zweifelsfall muß immer das Gespräch zwischen dem Radiologen und dem überweisenden Arzt gesucht werden, ob die gewünschte Abklärung für die weiteren Entscheidungen unumgänglich ist oder ob auf andere nichtinvasive Verfahren ausgewichen werden kann.

Zu den *Risikofaktoren* zählt vor allem die Darmwandschädigung mit erhöhter Perforationsgefahr. Als prädisponierende Erkrankungen sind hier zu beachten:

- Karzinome
- Divertikulose
- Divertikulitis
- Colitis ulcerosa
- Amöbenruhr
- Ischämie der Darmwand

Ein höheres Risiko für die retrograde Füllung besteht auch bei *Kleinkindern* und *alten Patienten* mit vorbestehenden Organschäden, vor allem im Bereiche des kardiovaskulären Systems. Wir haben bei der retrograden Kolon-Kontrastfüllung alter Patienten wiederholt *vasovagale Synkopen* gesehen (s.a. 4.2.4., 5.1.8, 5.3.8 u. 7.6).

Da mit einer Einschränkung der Indikation auch das Risiko möglicher NW verringert wird und außerdem Kosten eingespart werden, ist untersucht worden, ob retrograde Kolon-Kontrastuntersuchungen auf Patienten mit „klassischen Symptomen" reduziert werden können (GERSON 1979). Bei 1 041 Patienten dieser Studie hat sich jedoch gezeigt, daß „klassische Symptome" wie eine positive Stuhl-Benzidin-Probe, niedriger Hämatokritwert, die Änderung der Stuhlgewohnheiten, Gewichtsverlust und eine tastbare Resistenz nicht zu signifikant häufigeren pathologischen Kolonbefunden führen. Man hätte bei dieser Beschränkung zwar 13 % der Untersuchungen einsparen können. Dann wären aber 10 % der pathologischen Befunde übersehen worden. Dieses Ergebnis zeigt wieder sehr deutlich, welche Verantwortung der Diagnostiker mit seiner Entscheidung zwischen Indikation und Kontraindikation zur Untersuchung bei Berücksichtigung des NW-Risikos auf der einen Seite und den Konsequenzen einer ungenügenden Abklärung auf der andern Seite trägt.

5.3.6　KM-Arten

In der Magen-Darm-Diagnostik werden 2 *KM-Arten* verwendet:

- das in Wasser, Säuren und Alkalien unlösliche und nicht resorbierbare Bariumsulfat ($BaSO_4$),
- wasserlösliche und resorbierbare jodierte KM (s.a. nephrotrope KM).

BaSO$_4$ darf nur als anerkanntes Präparat von *Barium sulfuricum purissimum* verwendet werden, weil schon geringe Beimengungen löslicher Bariumsalze schwer toxisch wirken. Für die röntgendiagnostische Untersuchung werden Bariumsulfat-Präparate entweder in Pulverform oder schon flüssig zubereitet angeboten. Durch weitere Wasserzugabe lassen sich tropfbare Aufschwemmungen unterschiedlicher Viskosität und Fließeigenschaften selbst herstellen. Die feine Teilchengröße liegt heute im Mittel um 1–3 μm. Besondere Zubereitungen enthalten etwa 10 % größere Teilchen bis um 20 μm. Größere Partikel sedimentieren schneller und reichern sich in den feinsten Faltentälern der Mukosa an. Dadurch wird das Schleimhautrelief deutlicher dargestellt. Durch Zusatz von Schutzkolloiden, wie z.B. Pektinen, wird die Stabilität einer homogenen Suspension verbessert, so daß über eine längere Zeit keine wesentliche Sedimentierung eintritt. Dadurch verändern sich auch die Viskosität und Oberflächenbenetzung (coating) der Magen-Darm-Schleimhaut (GELFAND 1978, ANDERSON 1980).

Einzelnen Präparaten sind dann noch unterschiedliche Geschmackskorrigentien und Konservierungsmittel, evtl. Netzmittel, zugesetzt. Tanninzusätze werden heute nicht mehr verwendet, nachdem in Einzelfällen Lebernekrosen mit tödlichem Ausgang beobachtet wurden (KEMP 1973). Der Bariumgehalt der Suspension bestimmt deren kontrastgebende Eigenschaft, d.h. die Absorption der Röntgenstrahlen. Barium hat die Ordnungszahl 56 (s.a. Jod: Ordnungszahl 53). Das chemisch inerte Bariumsulfat wird im Magen-Darm-Trakt nicht resorbiert, sondern verläßt den intakten Gastrointestinalkanal bei freier Passage unverändert. Durch die Wasserresorption im Kolon wird der Bariumsulfat-Kontrastbrei eingedickt (s.a. 5.3.5).

Wasserlösliches KM entspricht den chemischen Verbindungen der nephrotropen KM, z.B. einer 76%igen, wäßrigen Lösung des Natrium-Meglumin-Diatrizoats mit Geschmackskorrigentien für die Anwendung per os (z.B. Gastrografin). Oral verabreichtes Gastrografin beschleunigt die Darmpassage. Es wird zu etwa einem Fünftel nach 24 h im Urin ausgeschieden. Die vom Darm resorbierte Menge reicht jedoch gewöhnlich nicht aus, um auf dem konventionellen Röntgenbild einen deutlich verstärkten Harnblasenkontrast zu erzielen. Bei pathologischen Darmveränderungen können starke Resorptionsunterschiede auftreten. Retrograd werden verdünntere Lösungen in der Kolondiagnostik verwendet, z.B. 12%iges Joxitalamat (z.B. Telebrix 12).

5.3.7   KM-Normaldosen

Die KM-Normaldosen sind in der Magen-Darm-Diagnostik stark von der Ausgangssituation und dem Untersuchungsziel abhängig.

Für die Ösophagus-Magen-Dünndarm-Passage werden etwa 200–250 ml Bariumsulfat verwendet. Der Feststoffgehalt der Suspension liegt zwischen 40–70 %. Für die Kolondiagnostik verwendet man dünnflüssigere Bariumsulfat-Suspensionen mit einem Feststoffgehalt um etwa 30 %. Die Prallfüllungsrelieftechnik erfordert einen Einlauf von 1,5–2 l der Suspension, während beim Doppelkontrastverfahren etwa 200–400 ml einer stärker verdünnten Suspension verwendet werden.

Von *wasserlöslichen KM* sind per os 100–200 ml der 76%igen Lösung und retrograd bis 1000 ml der 12%igen Lösung erforderlich.

5.3.8   Klinische NW und Komplikationen

Die *klinischen NW* und Komplikationen bei der Magen-Darm-Diagnostik sind relativ charakteristisch, treten jedoch bei Beachtung der Risikofaktoren und Kontraindikationen (s.a. 5.3.5) selten auf.

Gelegentlich erfolgt bei der Hypopharynx-Ösophagus-Magen-Darm-Passage eine *KM-Aspiration.* Ursachen dafür sind

— Schlucklähmung
— Ösophagus-Tracheal- bzw. Bronchialfistel
— Erbrechen von KM.

Kleine aspirierte Bariumsulfat-Mengen werden abgehustet und herausgeflimmert. Das Ereignis bleibt in der Regel ohne weitere Folgen. Retinierte Bariumsulfat-Reste werden von der Bronchialschleimhaut nicht resorbiert, sondern lösen eine Fremdkörperreaktion mit Granulombildung aus. Nach massiver Aspiration sind vereinzelte tödliche Zwischenfälle vorgekommen (LAREAU 1976). Am Untersuchungsort sollten deshalb eine Sauerstoffquelle sowie eine Absaugevorrichtung mit genügend weiten Kathetern vorhanden sein, da dünnere Katheter durch Bariumsulfat-Brei leicht verstopft werden. Durch Aspiration wasserlöslicher hypertoner KM sind Schleimhautreizungen, Bronchospasmen, vereinzelt Lungenödeme und auch Todesfälle beschrieben worden (ANSELL 1968, CHIU 1974).

Bei *Passagestörungen* durch Obstruktion oder Änderung der Darmmotilität kann das Bariumsulfat so stark eingedickt werden, daß klinisch und röntgenologisch Ileussymptome auftreten. Versuche, einen solchen Zustand mit Gleitmitteln, salinischen Abführmitteln, wasserlöslichen Röntgen-KM, Sigmoidoskopie und Einläufen zu beseitigen, bleiben oft erfolglos. Die operative Intervention zur Entfernung solcher *Barolithen* kann schwierig sein. Als Komplikationen dieses Ereignisses sind Schleimhautulzerationen und Perforationen beschrieben worden. Eine über Monate, evtl. Jahre, anhaltende Retention in der Appendix kann noch nach langer Zeit zur Appendizitis führen (YOUNG 1958, DIXON 1967, THOMPSON 1976).

Wegen ihres hohen osmotischen Druckes haben höher konzentrierte, oral gegebene wasserlösliche KM eine salinische *Abführwirkung.* Die gegenüber normalem Humanserum etwa sechsmal höhere Osmolalität führt zu Wasserverschiebungen in den Intestinalkanal und einer konsekutiven Hypovolämie (HARRIS 1964). Dadurch können besonders bei *dehydrierten Patienten und Kleinkindern* Komplikationen ausgelöst werden. Selten treten Überempfindlichkeitsreaktionen auf. Eine längere Kontaktzeit des wasserlöslichen oralen KM mit der Magenmukosa, z.B. beim *Retentionsmagen,* kann wahrscheinlich über osmotische Effekte Schleimhautirritationen bis zu Hämorrhagien und Nekrosen hervorrufen. Dieses Risiko scheint bei Neugeborenen und kurze Zeit nach operativen Eingriffen am Intestinaltrakt größer zu sein (GALLITANO 1976, LEONIDAS 1976, MURTAGH 1978).

Häufiger als nach der oralen KM-Passage sind methodisch bedingte Komplikationen während des Einlaufs bzw. der retrograden Untersuchung zu erwarten.

Sie bestehen vor allem in

- transitorischer Bakteriämie
- intramuraler Perforation
- Bariumintravasation
- extraperitonealer Perforation
- intraperitonealer Perforation
- vaginaler Applikation
- kardiovaskulären Störungen

Eine *transitorische Bakteriämie* wurde in etwa 10 % der Untersuchungen gefunden (FROCK 1975, LIEBMANN 1978).

ROESCH (1977) hat Unterlagen gesammelt, die nach retrograden Kontrasteinläufen ein *Perforationsrisiko* von 0,02—0,04 % und eine Mortalität von 0,01—0,02 % angeben. Sammelstatistiken zur Frage des Perforationsrisikos sind fragwürdig, da kleinere Perforationen ohne Komplikationen oft unentdeckt bleiben bzw. in den Statistiken nicht berücksichtigt werden. Wir haben in einem großen Akutspital bei über 13 000 retrograden Kolon-Kontrastuntersuchungen während des Einlaufs 7 Perforationen gesehen (0,05 %). Darunter befanden sich 4 Patienten mit einem Kolonkarzinom, 1 Patient mit Divertikel und 1 Patientin nach lokaler Strahlentherapie. 6 dieser Patienten waren über 70 Jahre alt. Interessant ist ein Vergleich mit 35 892 Kolonoskopien mit Perforation in 0,14 % der Fälle und Mortalität von 0,02 % sowie mit 7 365 Polypektomien mit einer Perforationsrate von 0,34 % und Mortalität von 0,1 % (FRUEHMORGEN 1978).

Bei *intramuraler Perforation* kann in der Darmwand ein streifenförmiges „Membranzeichen" (SPECTOR 1963) auftreten. Da Infarzierungen und Nekrosen folgen können, muß eine Resektion durchgeführt werden. *Bariumintravasationen* lösen meistens einen Schock aus und sind bei großer Embolisation tödlich. Kleine Embolien können klinisch asymptomatisch sein. Ob ein Anus präter angelegt werden kann und weitere chirurgische Maßnahmen indiziert sind, hängt vom klinischen Bild ab. Der Chirurg muß in jedem Fall sofort hinzugezogen werden (NORDHAL 1973, BAYER 1974, SALVO 1976). Die *extraperitoneale Perforation* führt bei massiverem KM-Austritt zum abrupt auftretenden Schock:

- sofortige Druckentlastung des retrograden Einlaufes
- sofort Infusion stecken
- sofort Chirurg benachrichtigen

Die massive *intraperitoneale Perforation* löst abrupt auftretende schwere Bauchschmerzen aus mit rasch auftretendem Schockzustand. Der Durchleuchtungsbefund des intraperitoneal austretenden KM ist bei massiveren Befunden charakteristisch. Die Letalität korreliert eng mit der intraperitonealen KM-Menge. Sie liegt um 50 % und ist Folge der KM-Peritonitis (COCHRAN 1964, SEAMAN 1965, APPEL 1975, 1977, GELFAND 1979).

Bei jeder *Perforation* ist unverzüglich die *Schocktherapie* mit Volumensubstitution einzuleiten. Bei der operativen Intervention soll das KM weitgehend aus der Bauchhöhle ausgespült werden. Es wird ein protektiver Anus präter transversalis angelegt und die Bauchhöhle drainiert. Die freigelegte Perforationsstelle wird exizidert und übernäht. Der Patient gehört anschließend in die Intensivbehandlung.

Aus der Diskussion über die Perforationen beim retrograden Kolon-Kontrasteinlauf müssen folgende Konsequenzen gezogen werden:

Das *Darmrohr* sollte vom Arzt selbst eingeführt werden, zumindest muß durch den Arzt eine Lagekontrolle erfolgen. Es gibt gutachtliche Äußerungen, die auf diesen Punkt ausdrücklich hinweisen. Ein *Ballonkatheter* sollte nur in Ausnahmefällen verwendet werden und dann nur unter Durchleuchtungskontrolle vorsichtig aufgeblasen werden. Auf keinen Fall darf der Ballon überdehnt werden. Wo immer möglich, wird nur ein einfaches, flexibles Darmrohr ohne Ballon verwendet. Mit besonderer Vorsicht müssen diese Manipulationen bei Kindern und älteren Patienten erfolgen. Am meisten druckresistent ist das normale Rektum, am wenigsten das Zäkum. Mit der einfachen Ballonpumpe werden leicht Druckwerte bis 33,3 kPa ($\hat{=}$ 250 mmHg) erreicht (BURT 1931, NOVEROSKE 1964). Diese Drucke reichen bereits aus, um auch in einer nicht vorgeschädigten Darmwand longitudinale Einrisse hervorzurufen. Endsprechend eher kann ein erkranktes Kolon rupturieren (SEAMAN 1965, NOVEROSKE 1966, 1972, BAHLS 1970, MASEL 1971, COVE 1974, APPEL 1975, SALVO 1976, ANSELL 1977, DODDS 1980).

Bei der *vaginalen Applikation* eines Barium-Kontrasteinlaufes sind Einzelfälle mit tödlichen Embolien und tödlicher Bariumperitonitis beschrieben worden (PARTANEN 1975, ANSELL 1977, ROESCH 1978).

Da die für Kontrasteinläufe verwendeten Bariumsuspensionen gegenüber Blutplasma hypoton sind, erfolgt, vor allem bei behinderter Entleerung, eine stärkere *Wasserresorption* aus dem Dickdarm. Dadurch wird die Konzentration der Blutelektrolyte erniedrigt, und es können vorwiegend zerebral bedingte NW ausgelöst werden:

– Exzitation
– Schlaffheit
– Schwitzen
– Nausea
– Erbrechen

Vereinzelt kann sogar eine Bewußtlosigkeit auftreten, die u.U. in Krämpfe und Koma übergeht. An diese Möglichkeit ist vor allem bei Kindern mit Hirschsprung-Krankheit und chronischer Verstopfung sowie bei schwerem Laxantien-Abusus zu denken. Bei stenosierenden Kolon-Veränderungen sollte keine grössere KM-Menge über das Hindernis hinaus nach proximal eingebracht werden, weil außerdem durch den Wasserentzug und die Eindickung des KM ein kompletter Ileus verursacht werden kann. In Kolon-Divertikeln liegengebliebenes Bariumsulfat unterhält oder verschlimmert häufig infektiöse Prozesse.

Durch den Dehnungsreiz der Darmwand kann ein *vasovagaler Reflexmechanismus* ausgelöst werden (s.a. 4.2.4, 5.1.8, 5.3.5 u. 7.6), der zum schweren Kreislaufkollaps oder Herzstillstand führt. *Kardiovaskuläre* Reaktionen treten vor allem bei älteren Patienten auf. Bei fortlaufender EKG-Registrierung findet man während des Einlaufes oder der Entleerung Veränderungen der Herzstromkurve bei fast jedem zweiten Patienten über 60 Jahre. Arrhythmien und ST-Depressionen sind am häufigsten (BERMAN 1965, HIGGINS 1976, 1980). Auch über frisch aufgetretene Myokardinfarkte, Schockzustände oder einen plötzlichen Tod ist berichtet worden. Für solche plötzlich auftretenden Reaktionen, die nicht auf eine biochemische Wirkung des KM-Moleküls zurückzuführen sind, werden u.a. auch die Erwartungsspannung und Angst des Patienten, ein erhöhter Parasympathikotonus, aber auch ein erhöhter Sympathikotonus verantwortlich gemacht (ELKE 1965, HOCKMAN 1970, GREENE 1971, EASTWOOD 1972, STEPHENSON 1972, ANDREWS 1976, ANSELL 1977, 1980, LALLI 1980, 1981).

5.4 Bronchographie

5.4.1 Allgemeine Prinzipien

Seit den späten 60er Jahren wird die Bronchographie zunehmend seltener angewandt, weil an ihre Stelle diagnostische Verfahren getreten sind, die zum Teil mehr Informationen ergeben. Dazu gehören vor allem die Bronchoskopie mit Zytologie oder Biopsie und die axiale Computertomographie (CT). Zur Lokalisation unklarer Verschattungen reichen die konventionellen Röntgenschichtverfahren oftmals aus. Aufgrund dieser Entwicklung wird der Nutzen der Bronchographie für den Patienten von verschiedenen Seiten im Vergleich zu den anderen Untersuchungsmethoden als gering erachtet (FRASER 1972, 1977, WEBER 1977).

Die *Prämedikation* zur Vorbereitung des Patienten soll den Hustenreiz, die Hypersekretion und vagale Reflexe dämpfen, die bei allen Manipulationen im Halsbereich häufiger als in anderen Körperregionen auftreten. Ein absoluter Schutz vor solchen Reaktionen ist aber mit der Prämedikation nicht zu erreichen. Wir geben 1 h vor der Untersuchung 5−10 mg Diazepam (Valium) oral und schließen 20−30 min vor Untersuchungsbeginn die Injektion einer Ampulle Dicodid 15 mg i.m. und 0,5 mg Atropinsulfat i.m. an.

5.4.2 Untersuchungsmethodik

Vor der Untersuchung sollte der Röntgenologe über die Lungenfunktion orientiert werden und dann zusammen mit dem überweisenden Arzt die Auswahl der Patienten und das methodische Vorgehen festlegen.

Nach der *Oberflächenanästhesie* der oberen Luftwege oder in *Vollnarkose* wird ein Métras-Katheter von der Nase oder dem Mund aus unter Sicht eines Kehlkopfspiegels durch den Larynx hindurch in die Trachea vorgeschoben. Die genaue Katheterposition in bestimmten Lappen- oder Segmentbronchien und die anschließende KM-Füllung der Bronchien erfolgen unter Bildverstärker-Fernsehkontrolle. Dann werden Aufnahmen in verschiedenen Ebenen angefertigt. Am Ende der Untersuchung wird das KM abgesaugt und die KM-Reste in Quincke-Hängelage abgehustet.

Die Hauptgefahr besteht in einer eventuellen Überdosierung des *Schleimhautanästhetikums.* Deshalb verlangen sämtliche Vorschriften zur Oberflächenanästhesie eine Beschränkung der Dosis. Um die *Maximaldosis* nicht zu überschreiten, dürfen beim Erwachsenen auf dem Untersuchungstisch maximal 10 ml 1%iges Oxybuprocain (Novesin) stehen. Der Patient wird während der Oberflächenanästhesie angehalten, angesammelte Flüssigkeit auszuspucken und abzuhusten, jedoch nicht herunterzuschlucken. ANSELL (1976) gibt für Patienten mit 50 kg Körpergewicht Maximaldosen von 14 ml 1%igem Lidocain bzw. 7 ml 2%igem Lidocain an. Wir verwenden nur 1%ige Lösungen, da bei höheren Konzentrationen die Resorptionsquote und das NW-Risiko ansteigen. Etwa 5−25 min nach der Schleimhautanästhesie wird die maximale Blutkonzentration erreicht. Nach wiederholter Anwendung der Procain-Derivate muß eher mit einer anaphylaktischen Reaktion gerechnet werden.

5.4.3   Technische Besonderheiten

Die Bronchographie in Narkose soll grundsätzlich mit der Bronchoskopie und evtl. Probeentnahmen kombiniert werden (s.a. 5.4.1).

5.4.4   Indikationen

Indikationen zur Bronchographie sind:

— Verdacht auf Bronchiektasen,
— Hämoptysen,
— wiederholt positive Sputumzytologie ohne radiologisches und bronchoskopisches Korrelat,
— unklare bronchopulmonale Anomalien,
— genaue topographische Zuordnung unklarer Lungenverschattungen, soweit dies tomographisch nicht ausreichend möglich war,
— präoperative Darstellung der Bronchialanatomie und ihrer Variationen, falls dies für das operative Vorgehen notwendig ist.

Bronchiektasen stellen heute noch die wichtigste Indikation zur Bronchographie des gesamten Bronchialbaumes beider Lungen dar. Während einer Untersuchungssitzung wird in der Regel nur eine Seite gefüllt. Bei Hämoptysen wird die Bronchographie nur noch eingesetzt, wenn durch eine vorangegangene Bronchoskopie der Herd in einem bestimmten Lappen lokalisiert werden kann, jedoch die übrigen Untersuchungen keinen Hinweis für die genauere Lokalisation, Ausdehnung und die Art der Blutungsquelle geben.

5.4.5   Risikofaktoren und Kontraindikationen

Als Kontraindikationen gelten:

— hochgradige pulmonale Insuffizienz,
— hochgradiges Lungenemphysem,
— schweres Asthma bronchiale,
— kardiale Dekompensation,
— akute fieberhafte Erkrankungen.

Man wird bei diesen Zuständen, wie auch bei vegetativ stigmatisierten Patienten und nach vorangegangenen bronchographischen Komplikationen heute auf andere Untersuchungsverfahren ausweichen und nur in seltenen Fällen, vor allem bei Kindern, eine Bronchographie unter Narkose durchführen (s.a. 7.2).

5.4.6   KM-Arten

Als bronchographische KM werden *jodierte Öle* heute kaum noch verwendet. Sie haben den Nachteil, daß sie sehr lange, manchmal über etliche Monate und Jahre, retiniert werden. Ihre Retention führt zu Fremdkörperreaktionen, vor allem zu Ölgranulomen. Akut sind diese KM nebenwirkungsarm (TEATES 1971).

Umstritten ist die Anwendung von *Bariumsulfat* für bronchographische Zwecke. Auch hier werden häufiger KM-Retentionen mit umschriebenen Belüftungsstörungen, zum Teil auch akuter fieberhafter Pneumonien beobachtet.

Wie weit sich *Tantaloxyd-Puder* für die Bronchographie durchsetzen wird, läßt sich momentan schwer beurteilen. Bisher hat es keine breite klinische Anwendung gefunden. Puderpartikelchen sind bis in die Alveolen hinein nachgewiesen worden. Sie werden von Makrophagen aufgenommen, die die Alveolen wieder säubern. Trachea und Hauptbronchien sind durch ihren Reinigungsmechanismus schon nach 24 h wieder frei. Publikationen über schwerwiegende NW haben wir nicht gefunden (NADEL 1968, FRIEDMAN 1972, BIANCO 1974, MATTHAY 1976, STITIK 1978).

Häufiger verwendet wird heute noch das wasserlösliche *Propyliodone* (Dionosil). Die wäßrige Lösung enthält außerdem Carboxyl-Methyl-Cellulose zur Erhöhung der Viskosität und Erschwerung der unerwünschten alveolären Füllung. Propyliodone wird im Gewebe hydrolisiert und in der Regel innerhalb von 2 Tagen resorbiert. Nach alveolärer Füllung und vorbestehenden chronisch entzündlichen Lungenveränderungen kann aber die Resorptionszeit über mehrere Tage bis wenige Wochen verlängert sein.

Die wäßrige Suspension feiner Kristalle von *Dijod-Pyridonen* (Hytrast) ist bei sorgfältiger Lokalanästhesie lokal gut verträglich. Es soll aber eine Beschränkung der Gesamtmenge auf 20 ml beachtet und die Untersuchung während einer Sitzung auf eine Thoraxhälfte beschränkt werden. Da in den USA nach Bronchographie mit Dijod-Pyridonen häufige pneumonische Reaktionen gesehen wurden, wird dieses Präparat in den USA und in Kanada nicht mehr vertrieben (MORLEY 1969, GRAINGER 1970, ANSELL 1976).

5.4.7 KM-Normaldosis

Die KM-Normaldosis beträgt bei den wasserlöslichen Propyliodonen 15–20 ml. Das KM soll auf Körpertemperatur erwärmt sein.

5.4.8 Klinische NW und Komplikationen

Komplikationen können auftreten:

— während der Prämedikation
— durch das Schleimhautanästhetikum
— durch das KM
— durch die technischen Manipulationen

Etwa die Hälfte aller NW im Verlaufe einer Bronchographie geht zu Lasten der Oberflächenanästhesie (LEHNER 1971, ELKE 1974, ANSELL 1976).

Hauptgefahr: Überdosierung des
Schleimhautanästhetikums

NW durch Schleimhautanästhetikum:

— Erregungszustände
— tonisch-klonische Krämpfe
— kardiale Arrhythmien
— Kreislaufkollaps
— Lungenödem
— Übelkeit und Erbrechen

– Bronchospasmus
– Atemlähmung

Derartige NW durch das Lokalanästhetikum werden auf die zentralnervöse und die direkte kardiale Einwirkung zurückgeführt.

Das *KM* verursacht als häufige Komplikation in etwa 3–30 % der Bronchographien einen vorübergehenden *Temperaturanstieg* mit Maximum am 2. Tag. Die Lokalisation szintigraphischer Ventilations- und Perfusionsausfälle stimmt mit den Arealen länger liegenbleibender KM-Reste überein. Durch eine temporäre Einschränkung der Lungenfunktionen kann in 1–6 % der Untersuchungen eine Dyspnoe ausgelöst werden. Sehr selten werden beim Erwachsenen Teilatelektasen beobachtet. Sie sind nach der Bronchographie bei Kindern etwas häufiger (ROBINSON 1971, SMITH 1973).

Durch die schlechter abbaubaren Viskositätsträger können sich *Fremdkörpergranulome* entwickeln.

Allgemeinreaktionen, wie eine Urtikaria, werden nach etlichen tausend Untersuchungen einmal gesehen. *Todesfälle* während oder nach der Bronchographie treten in ca. 0,02 % der Untersuchungen auf (WEIGEN 1973). Vergleichsweise berichtet CREDLE (1974) bei und nach über 25 000 Bronchofiberskopien über 0,08 % schwere Komplikationen und eine Mortalität von 0,01 %. Die für die Beurteilung von neoplastischen und entzündlichen Lungenveränderungen wichtigen transthorakalen Nadelbiopsien haben eine Mortalitätsrate, die etwa eine Zehnerpotenz höher liegt (HERMAN 1977).

5.5   Arteriographien

5.5.1   Allgemeine Prinzipien

Die angiographischen Untersuchungen stehen als invasive Verfahren meistens am Ende einer röntgendiagnostischen Abklärung, nachdem Schädel-, Thorax- und Abdomenübersichtsaufnahmen vorliegen. Nach den bisherigen Erfahrungen ergänzen sich die nichtinvasive CT und die Angiographie in bezug auf den gesamten Informationsumfang sehr gut. Aufgrund der CT-Ergebnisse kann die Angiographie – falls noch erforderlich – meist gezielt eingesetzt werden. Neben der Technik und Untersuchungsart bestimmen bei Angiographien Erfahrung und Geschick des Untersuchers die Komplikationsrate in besonders hohem Maße. Zwischenfälle treten in kleinen Patientenserien oder bei oft wechselnden Untersuchern ungleich häufiger auf als in spezialisierten Abteilungen.

5.5.2– 5.5.3   Untersuchungsmethodik und technische Besonderheiten

Die Untersuchungstechnik richtet sich nach dem darzustellenden Organ. Sie hat sich zu einer radiologischen Subspezialität entwickelt, deren Darstellung den Rahmen dieses Büchleins sprengen würde. Grundsätzlich sind folgende Methoden zu unterscheiden:

– globale Darstellung eines Aortenabschnittes und seiner Äste durch Injektion eines KM-Bolus in die thorakale oder abdominale Aorta (z.B. Aortenbogen und brachiozephale Arterienabgänge, Becken-Bein-Arterien usw.),

- selektive Organarteriographie über besonders geformte Katheter, die in die Organarterie eingeführt werden (z.B. Niere, Koronarien, Karotiden).

Der Katheterzugang erfolgt meist über die Aa. femorales oder, falls dies nicht möglich ist, über die Aa. axillares bzw. brachiales nach der Seldinger-Methode. Eine Sonderform stellt die perkutane translumbale Aortoarteriographie dar.

Das wasserlösliche nephrotrope KM wird durch Nadeln oder Katheter in eine Arterie injiziert. Arterielle, kapilläre und venöse Phase werden dann auf schnellen Sequenzaufnahmen oder röntgenkinematographisch meist in verschiedenen Ebenen festgehalten.

5.5.4   Indikationen

Präoperative Darstellung der Gefäßanatomie und eventueller Variationen, Nachweis von Form, Größe, Lage, Durchgängigkeit und Kurzschlußverbindungen bestimmter Gefäße oder Herzhöhlen, stenosierende Wandveränderungen, Aneurysmen, Nachweis raumfordernder Prozesse und pathologischer Tumorgefäße, Traumafolgen u.a.m.

5.5.5   Risikofaktoren und Kontraindikationen

Das Untersuchungsrisiko erhöht sich durch:

- Gefäßsklerose
- Bluthochdruck
- Gerinnungsstörungen und Antikoagulation
- Niereninsuffizienz
- KM-Durchströmung des kritischen Organs (z.B. Gehirn, Myokard und Niere) in hoher Konzentration
- lange Untersuchungsdauer

5.5.6   KM-Arten

KM zur Arteriographie (Tab. **2**) müssen folgende allgemeine Eigenschaften haben:

- wasserlöslich
- nierengängig
- geringe Toxizität
- guter Kontrast (Jodgehalt 300–370 mg/ml)

Am gebräuchlichsten sind die ionischen Diatrizoate und Iotalamate, die jedoch den Nachteil einer hohen Osmolalität haben. Die Einführung *niederosmolaler* ionischer und nichtionischer Substanzen wie Ioxaglat und Metrizamid (Tab. **1–2**, Abb. **1–2**) stellt einen erheblichen Fortschritt dar, da eine der unangenehmsten NW der intraarteriellen Injektion, der durch die Hyperosmolalität ausgelöste Schmerz, entfällt. Bis zur Einführung niederosmolaler KM haben wir bei mehreren tausend Becken-Bein-Arteriographien eine Mischung aus 90 ml Angiografin und 10 ml 1%igem Lidocain (GROLLMANN 1977, GUTHANER 1977) verwendet und einen deutlichen analgesierenden Effekt erzielt. Hierbei waren folgende Kontraindikationen zu beachten:

- Reizleitungsstörungen des Herzen
- Zerebralsklerose
- keine Injektion in den Aortenbogen

Die Einführung niederosmolaler KM hat die intraarterielle Injektion von Lidocain zur Analgesie überflüssig gemacht.

5.5.7 KM-Normaldosis

Die Dosierung hängt ab vom Körpergewicht des Patienten, seinem Allgemeinzustand und der zu untersuchenden Gefäßregion. Auf die daraus resultierenden Unterschiede kann hier nicht näher eingegangen werden (s.a. 4.1.3).

5.5.8 Klinische NW und Komplikationen

Einen Überblick gibt die Tab. 6. Diese meist auf retrospektiver Auswertung und Umfrage beruhenden Statistiken geben nur grobe Richtwerte, da naturgemäß Unterschiede in der Technik und methodische Fortschritte in den Sammelstatistiken ungenügend zum Ausdruck kommen. Sie berücksichtigen außerdem nur schwere Komplikationen, die einer eingreifenden chirurgisch-medizinischen Therapie bedurften, sowie Todesfälle.

Tabelle 6 Häufigkeit der NW bei Arteriographien

Untersuchungsart	Autor	Anzahl der Patienten	Art der Komplikation schwer [%]	Art der Komplikation tödlich [%]
Translumb. Aortographie	*Huguet* (Sammelstatist. 1979)	4159	0,5	0,1
	Hessel u. Mitarb. (1976)	4418	0,38	0,05
Femoraliskatheter	*Huguet* (1979)	22268	0,6	0,09
	Hessel u. Mitarb. (1976)	83068	0,52	0,03
Axillariskatheter	*Huguet* u. Mitarb. (1979)	4966	1,5	—
	Hessel u. Mitarb. (1976)	4590	0,87	0,09

Wesentlich erscheint uns jedoch die Feststellung HUGUETs (1979), daß die starke Zunahme angiographischer Untersuchungen und der Fortfall aller Kontraindikationen dazu geführt hat, daß trotz der technischen Verbesserungen die Zahl der Komplikationen in den letzten 10 Jahren fast konstant geblieben ist.

In diesem Rahmen können nur einige wichtige Punkte der bei Angiographien möglichen Komplikationen hervorgehoben werden:

— Allgemeinreaktionen bei Untersuchungsbeginn
— Komplikationen durch das KM
— Komplikationen durch Lokalanästhesie
— Komplikationen an der Arterienpunktionsstelle

Allgemeinreaktionen

— Vasovagale Synkope: Bradykardie, Hypotonie, Übelkeit und Ausbruch von kaltem Schweiß

werden gelegentlich zu Beginn einer Untersuchung beobachtet. Die Synkope ist meist psychisch bedingt und tritt aus der Erwartungsangst heraus auf, oft bevor noch irgend eine Manipulation begonnen wurde (s.a. 4.2.4, 5.1.8, 5.3.5, 5.3.8 u. 7.6). *Therapie:* Meist ist ohne jedes Medikament auszukommen:

– Kopftieflagerung
– Sauerstoffatmung im offenen System
– ein beruhigendes Gespräch

genügen in der Mehrzahl der Fälle (s.a. 7.7.1).

Sonst:

– Atropinum sulfuricum 0,5–2,0 mg i.m. oder langsam i.v., evtl. Valium 5–10 mg langsam i.v. oder i.m. (**Cave Atemdepression!** Verkehrstüchtigkeit eingeschränkt!) (s.a. 6.3.3, 7.7.2 u. 7.7.4).
– Cave! Die vasovagale Synkope darf nicht mit einer Reaktion infolge einer versehentlichen i.v. Injektion des Lokalanästhetikums verwechselt werden.

Komplikationen durch das KM

Zu den Komplikationen des *nephrotropen KM* s. Kapitel 4.1, 4.2, 4.3, 5.1.

Die *Rapidinjektion* der für Arteriographien notwendigen KM-Dosen verursacht einen kurz dauernden Blutdruckabfall (ca. 30–60 s), oft gefolgt von einem mehrere Minuten dauernden reaktiven Blutdruckanstieg. Diese Reaktion ist um so ausgeprägter, je größer das KM-Volumen und je höher seine Osmolalität ist. Sie ist eine Folge der Vasodilatation und der Volumenbelastung durch aus dem Gewebe einströmende Flüssigkeit. Diese Volumenbelastung ist nicht unerheblich und beträgt z.B. für 40 ml eines 76%igen ionischen KM, das auf Serumosmolalität verdünnt werden soll, theoretisch 280 ml. In Wirklichkeit ist dieses Volumen wegen der sofort einsetzenden Ausscheidung und der unterschiedlichen Größe des zirkulierenden Blutvolumens geringer (s.a. 2.2.3). Bei einem Patienten am Rande der kardialen Kompensation kann sie jedoch genügen, um eine Linksherzinsuffizienz mit Lungenödem auszulösen.

Komplikationen durch Lokalanästhetika

Durch versehentliche intravasale Injektion eines Lokalanästhetikums können schwerwiegende Komplikationen ausgelöst werden, die nach intravenöser Applikation ausgeprägter sind als nach intraarterieller. Die Lidocain-Intoxikation läuft in der Regel in 2 Phasen ab:

1. ein *Erregungsstadium* mit Verwirrung, Unruhe, Zittern, begleitet von Herzklopfen und rascher, vertiefter Atmung und

2. schneller Übergang in ein *Lähmungsstadium* mit Atemdepression und Herzrhythmusstörungen bis zur Asystolie.

Die Behandlung ist symptomatisch und folgt den Regeln der Reanimation mit dem vorrangigen Ziel der Verhinderung der zerebralen Hypoxämie. Die sorgfältige Kontrolle der paravasalen Nadellage durch häufige Aspiration während der Infiltrationsanästhesie verhütet diese Komplikation. Die Maximaldosis von 7 mg Lidocain pro kg KG muß beachtet werden (s.a. 5.4.2 u. 5.10.8) (GROLLMANN 1977, STADLER 1978).

Komplikationen an der Arterienpunktionsstelle

Hämatome entstehen

– nach mehreren Punktionsversuchen
– bei langer Kathetermanipulation, besonders Drehbewegungen,
– bei Katheterwechsel, besondern von Kathetern mit unterschiedlichem Kaliber,

— bei Patienten mit erhöhter Blutungsneigung infolge Antikoagulation und
  Hypertonie (Cave: besonders Aorteninsuffizienz),
— durch mangelhafte Kompression, z.B. neben der Punktionsstelle bei adi-
  pösen Patienten,
— bei ungenügender Überwachung in den Stunden nach der Arteriographie,
— durch vorzeitiges Aufstehen des Patienten.

Vermeidung: bei Katheteruntersuchungen von antikoagulierten Patienten
Quick-Wert nicht unter 30 %, bei lumbalen Aortographien nicht unter 50%.

Behandlung: Blutung durch Kompression zum Stehen bringen (zur Schmerz-
linderung Infiltration mit Lokalanästhetikum). Kontrolle von Hämoglobin,
Hämatokrit und Quick-Wert sowie der peripheren Pulse. Die lokale Infiltration eines Hämatoms mit Hyaluronidase soll nur bei *nicht* antikoagulierten
Patienten durchgeführt werden.

Falls diese Maßnahmen erfolglos sind: chirurgische Revision.

Wühlblutungen (Aneurysma spurium) können noch Tage und Wochen nach
der Arterienpunktion auftreten. Sie müssen chirurgisch saniert werden.

Thrombosen entstehen meist als Abstreifthromben bei der Entfernung länger
liegender Katheter oder nach Intimatraumatisierung durch Führungsdrähte,
bei Katheterwechsel, besonders jedoch durch grobe Kompression mit Drehbewegungen.

Besonders gefährdet: junge Frauen mit schmalkalibrigen Arterien und Neigung
zu Spasmus und Hypotonie.

Vermeidung: zarte Kathetermanipulation, besonders bei Drehbewegungen.

„Ausspülen" von Abstreifthromben durch kurzes „Spritzenlassen" beim Ziehen
des Katheters.

Dosierte Kompression. Die Arterie soll nicht völlig abgedrückt werden, lediglich
der Blutaustritt aus der Punktionsstelle ist zu verhindern.

Therapie: frühzeitige Thrombektomie (gute Prognose!).

Translumbale Aortographie: Weiterentwicklung der Technik und besser verträgliche
KM machen schwere Komplikationen zu einer Seltenheit (HESSEL 1976, 1981).

Zu beachten sind: keine Aortenpunktion bei Quick-Werten unter 50 %, Kontrolle der Nadellage unter Durchleuchtung.

Hierdurch können die häufigsten Komplikationen

— retroperitoneales Hämatom
— intramurale Aorteninjektion
— Dissektion einer Mesenterial- oder Nierenarterie

vermieden werden.

Querschnittslähmungen nach abdominaler Aortographie können vorkommen,
wenn große KM-Mengen in eine tief entspringende Adamkiewicz-Arterie (A.
radicularis magna) injiziert werden. ZEITLER (1977) hat bei einer Umfrage,
die einen Zeitraum von 15 Jahren umfaßt, 24 derartige Fälle zusammenstel-
len können.

5.6   Angiokardiographische Untersuchungen

5.6.1   Allgemeine Prinzipien

Injektion von wasserlöslichen, nierengängigen KM in Ventrikel oder Vorhöfe bzw. Pulmonal- oder Koronararterien mit Hilfe besonders geformter Katheter (s.a. 5.5.1). Dokumentation des KM-Flusses meistens auf 35-mm-Kinofilm, seltener auf 10-cm-x-10-cm-Spotfilm.

5.6.2—   Untersuchungsmethodik und technische Besonderheiten
5.6.3

Für die Lävokardiographie und selektive Koronarographie werden im wesentlichen 2 Methoden angewendet, die sich im Katheterzugang unterscheiden:

— *Sones-Methode:* Kathetereinführung durch die in Lokalanästhesie freigelegte A. brachialis, die nach Abschluß der Untersuchung durch Naht verschlossen werden muß. Benötigt wird nur ein Katheter für Koronarographie und Lävokardiographie.
— *Judkins-Methode:* Transfemoraler, perkutaner Zugang nach Seldinger. Vorgeformter Katheter für rechte und linke Koronararterie sowie Pigtail-Katheter für die Lävokardiographie.

Sobald die Generation der modernen, elektronisierten Geräte mit Mikroprozessoren und Computern die bisherigen Geräte in der Praxis abgelöst hat, werden gerade für kardiovaskuläre Röntgenuntersuchungen durch die digitalisierte Fluoroskopie Vereinfachungen der Untersuchungsmethodik ermöglicht. Es ist zu erwarten, daß die KM-Menge durch diese neue Technologie für viele Untersuchungen reduziert werden kann. Davon werden aber die dosisunabhängigen anaphylaktoiden Allgemeinreaktionen nicht beeinflußt.

5.6.4   Indikationen

— Abklärung angeborener oder erworbener Klappenvitien,
— Nachweis oder Ausschluß einer koronaren Herzkrankheit und von deren Folgen,
— Kardiomyopathien.

5.6 5   Risikofaktoren und Kontraindikationen

(s.a. 5.5.5).

5.6.6.—   KM-Arten und -Dosis
5.6.7

(s.a. 5.5.6 und 5.5.7).

Verwendet werden Urographika mit einem Jodgehalt von 320—370 mg/ml. Zur Darstellung einer Koronararterie werden durchschnittlich 4—5 ml KM injiziert.

Jede Arterie muß mindestens in 3 Projektionen dargestellt werden, so daß für eine Koronarographie einschließlich der Probeinjektionen zur Kontrolle der korrekten Katheterlage ca. 40 ml KM benötigt werden. Hinzu kommen noch mindestens 40 ml für die Lävokardiographie. Bei komplexeren Fragestellungen, schwierigen Katheterplazierungen, einem zusätzlichen supravalvulären Aortogramm usw. kann der KM-Verbrauch oft bis 300 ml ansteigen.

Von großer Bedeutung für die *Verträglichkeit* ist der *Natriumgehalt* des KM, der sich im physiologischen Bereich bewegen soll. Sowohl ein Zuwenig an Natrium (PAULIN 1971, FISCHER 1978) als auch ein Zuviel (WEIKL 1975) führen zum gehäuften Auftreten von Kammerflimmern (s.a. 4.1.11). Durch Zusatz von Calciumionen kann der negativ inotrope Effekt verringert und die Verträglichkeit noch verbessert werden (ZIPFEL 1980).

Für die *Lävokardiographie* werden durchschnittlich 40–50 ml injiziert. Von besonderer Bedeutung ist hier die *Osmolalität* des KM. Je niedriger sie ist, um so geringer sind die subjektiven Mißempfindungen (z.B. Hitzegefühl) und die hämodynamischen Auswirkungen infolge der vermehrten Herzbelastung durch das Volumen der aus dem Gewebe zur Verdünnung der hypertonen KM-Lösung einströmenden Flüssigkeit.

Das Verhalten der Drucke bei Lävokardiographie kann als Funktionsparameter des linken Ventrikels verwertet werden (SCHMITT 1974). Für Risikopatienten mit eingeschränkter ventrikulärer Pumpfunktion sind grundsätzlich niederosmolare KM zu empfehlen.

5.6.8   Klinische NW und Komplikationen

Die Methoden sind heute so perfektioniert und standardisiert, daß lebensbedrohliche Komplikationen sehr selten sind (Tab. 7).

Tabelle 7 Häufigkeit der NW bei Koronargraphien

Autor	n Patienten	Todesfälle [%]	Myokardinfarkt [%]	zerebrale Komplikationen [%]
Gensini 1975	3000	0.03	0,03	
Bourassa u. *Noble* 1976	5250	0,23	0,09	0,13
Rentrop 1977	3250	0	0,031	0,031
Adams u. *Abrams* 1977	89079	0,14	0,18	0,09
Davis u. Mitarb. 1979	7553	0,20	0,25	0,03

Die Schwere der koronaren Herzkrankheit und die Erfahrung des Untersuchers sind die bestimmenden Faktoren für die Komplikationsrate bei der selektiven Koronarographie. Todesfälle, Myokardinfarkte und zerebrale Embolien sind an Spitälern, die weniger als 100 Untersuchungen pro Jahr durchführen, 5mal häufiger als in Häusern mit mehr als 400 Koronarographien pro Jahr (ADAMS 1979) (s.a. 5.1.1, 5.2.8 u. 5.8.8).

Lokale Thrombosen an der Kathetereinführungsstelle sind bei der Methode von Sones häufiger als bei der von Judkins: 1,13 % bzw. 0,23 % (ADAMS 1979).

Durch die KM-Injektion in die Koronararterien selbst sind Patienten mit einer linken Hauptstammstenose oder mit koronarer Dreiasterkrankung vermehrt gefährdet.

5.7   Phlebographien

5.7.1   Allgemeine Prinzipien
(s.a. 5.5.1)

5.7.2–   Untersuchungsmethodik und technische Besonderheiten
5.7.3

Injektion von KM in eine Vene und Dokumentation des Abstroms auf Röntgenfilmen. Zu unterscheiden sind die an Extremitäten meistens angewendete *aszendierende oder antegrade* Phlebographie (Injektion in eine Fußrücken- bzw. Hand- oder Kubitalvene) von der *retrograden Phlebographie* parenchymatöser Organe (z.B. Niere, Nebenniere, Leber). Hier wird der venöse Gefäßbaum im Rückstromverfahren über die Hauptvene dargestellt.

Aszendierende Phlebographien erfolgen am Fußrücken am besten durch Butterflynadeln, am Arm durch flexible Plastiknadeln. Bei der Bein-Becken-Phlebographie ist eine *supramalleolare Stauschlauchkompression* der oberflächlichen Venen zum Einleiten des KM in die tiefen Venen nützlich. Phlebographien parenchymatöser Organe erfolgen durch Spezialkatheter. Während Nierenphlebogramme einfach sind, stellen Nebennierenphlebogramme hohe technische Ansprüche.

Wird bei der aszendierenden Phlebographie eine Stauschlauchkompression angewendet, so ist darauf zu achten, daß diese nicht zu straff angezogen wird, so daß oberflächliche *und* tiefe Venen abgeschnürt werden. Die Folgen können sockenartige ödematöse Fußschwellungen mit Zyanose sein, die mehrere Stunden p.i. auftreten und tagelang bestehen bleiben. Sie sind auf die Stase des hypertonen KM in den Fußrückenvenen mit nachfolgendem Endothelschaden zurückzuführen.

Bei der Bein-Becken-Phlebographie soll der Patient in halb aufgerichteter Stellung untersucht werden, um eine *Unterschichtung des KM* im Blut zu vermeiden. Die Kippung des Untersuchungstisches um 40° fußwärts ist völlig ausreichend. Früher gelegentlich beobachtete orthostatische Kollapse können hierdurch vermieden werden.

Zusätzlich sind bei Beinphlebographien folgende Vorsichtsmaßnahmen zu beachten, die alle zum Ziel haben, den KM-Kontakt mit der *Venenintima* kurz zu halten:

– Falls keine tiefe Venenthrombose vorliegt, manuelles Ausstreichen der Venen bei hochgelagertem Bein.
– Spülung mit 100 ml heparinisierter NaCl-Lösung.
– Durchleuchtungskontrolle, um möglicherweise liegengebliebene KM-Reste zu erkennen.
– Bandage des Beines bis zum Knie und Patient zum Laufen anhalten.

Bei nachgewiesener tiefer Venenthrombose beschränkt man sich bis zum Therapieentscheid auf die Spülung. Diese ist auch bei Phlebographie an der oberen Extremität dringend anzuraten.

5.7.4   Indikationen
Für die aszendierende *Bein-Becken-Phlebographie:*

– Nachweis oder Ausschluß einer tiefen Venenthrombose oder von deren Folgen.
– Unterscheidung zwischen primärer oder sekundärer Perforantesinsuffizienz.

Für die *Arm-Schulter-Phlebographie:*

– Ätiologische Abklärung von venösen Rückflußstörungen aller Art.
– Kompression oder Thrombose der V. subclavia und der oberen Hohlvene (par effort, iatrogen nach Zentralvenenkatheter).
– Tumor.
– Raumforderungen in parenchymatösen Organen (Niere und Nebenniere), besonders durch schwach vaskularisierte Tumoren.

5.7.5   Risikofaktoren und Kontraindikationen

Neben den unter 5.1.5 erwähnten Risikofaktoren erhöht vor allem ein *längerer KM-Kontakt mit der Venenintima* das Risiko lokaler Schäden.

5.7.6   KM-Arten

Verwendet werden nierengängige KM, die auch zur Urographie gebraucht werden. Die Allgemeinreaktionen sind also die gleichen wie bei diesen Untersuchungen (s.a. 4.2, 5.1.8 u. 5.5.8).

Werden unverdünnte *ionische KM* zur Phlebographie (besonders der Beine) angewendet, so kann sich deren gegenüber Plasma 5- bis 7mal höhere *Osmolalität* ungünstig auswirken. Die dadurch auftretenden Schmerzen, lokalen Intimaschäden und Flüssigkeitsverschiebungen sind zu vermeiden, wenn *KM niedrigerer Osmolalität* injiziert werden. Diese sind deshalb grundsätzlich zu empfehlen. Für die aszendierende Bein-Becken-Phlebographie genügt ein Jodgehalt des KM von 200–250 mg/ml. Eine günstige *Verdünnung* für ein konventionelles ionisches KM ist z.B. Meglumin-Diatrizoat (Angiografin) 80 ml + 20 ml Aqua bidest. (Jodgehalt 245 mg/ml, Osmolalität 1 224 mosm). Mit den neuen *monoaziden Dimeren* (s.a. 2.2.3 und 2.2.4) sind noch tiefere Osmolalitäten zu erreichen: z.B. Ioxaglat (Hexabrix) 80 ml + 20 ml Aqua bidest. (256 mg Jod/ml, 464 mosm!). Dieser Wert nähert sich schon stark der Osmolalität des Blutplasmas (ca. 300 mosm). Die früher von uns empfohlene Beimengung von Lidocain zum KM ist somit nicht mehr erforderlich.

5.7.7   KM-Normaldosis

Bei den zahlreichen Modifikationen der Untersuchung können nur einige Richtwerte angegeben werden. Sie liegen bei 30–100 ml eines 30- bis 50%igen ionischen KM bzw. den angegebenen Verdünnungen (s.a. 5.6.6).

5.7.8   Klinische NW und Komplikationen

Neben den allgemeinen Reaktionen uroangiographischer KM (s.a. 4.1, 4.2, 4.4, 5.1.8) können bei der Phlebographie zusätzliche Ursachen Komplikationen auslösen:

– Das darzustellende Gefäßgebiet (z.B. Bein-Becken-Venen) ist ausgedehnt. Zur Angiographie werden deshalb verhältnismäßig große KM-Mengen gebraucht (Bein-Becken: 100 ml pro Extremität, Schulter-Arm: 50 ml pro Extremität).

   — In der langsamen venösen Strömung bleibt das KM länger in Kontakt mit der Gefäßwand als bei der Arteriographie. Dies kann sich besonders bei ionisierten KM hoher Osmolalität ungünstig auswirken:

   — — die Injektion ist schmerzhaft, besonders bei tiefer Venenthrombose,

   — — zur Verdünnung des hypertonen KM strömt Flüssigkeit aus dem extravasalen Raum in die Gefäße und bedingt eine Volumenbelastung des Herzens,

   — — durch unverdünnt lange in Venen liegengebliebene ionische KM können *Intimaschäden* mit nachfolgender *lokaler Thrombose* erzeugt werden (ALBRECHTSSON 1976, RITCHIE 1974, MAY 1978).

Die früher oft beobachtete, mehrere cm lange entzündliche Rötung der zur KM-Injektion verwendeten Venen tritt bei niederosmolaren KM nur sehr selten auf. Nach der Injektion hochkonzentrierter KM in Fuß- oder Handrückenvenen sind in Einzelfällen mehr oder weniger stark ausgeprägte *Hautnekrosen* beschrieben worden (LEA THOMAS 1970, GOTHLIN 1971, LEUNG 1980).

KM-Paravasate, besonders von niederosmolaren Lösungen, bleiben in der Regel bedeutungslos. Falls Schmerzen auftreten, ist die Infiltration mit physiologischer Kochsalzlösung und einem Lokalanästhetikum zu empfehlen.

5.8   Neuroradiologische Untersuchungen, zerebrale Arteriographien

5.8.1   Allgemeine Prinzipien

Die Neuroradiologie hat in den letzten Jahren einen bedeutsamen Wandel erlebt. Er ist bedingt durch

— die Entwicklung der *Computertomographie* (s.a. 3.2, 5.1.6),
— den Übergang von der Direktpunktion zur *Katheterangiographie* der zerebralen Gefäße und
— die Einführung der niederosmolaren KM (s.a. 2.2.3, 2.2.4).

Die Computertomographie hat es ermöglicht, die Arteriographie gezielter einzusetzen. In vielen Fällen bleibt jedoch die Gefäßdarstellung weiterhin unentbehrlich. Dagegen sind eingreifende Untersuchungen wie z.B. die Pneumenzephalographie weitgehend abgelöst worden.

5.8.2–   Untersuchungstechnik und technische Besonderheiten der zerebralen Arterio-
5.8.3   graphie

Sie wird meist als transfemorale, seltener transbrachiale Katheterarteriographie in Lokalanästhesie (s.a. 5.5.2, 5.5.3), selten in Vollnarkose durchgeführt.

Das Katheterverfahren erlaubt die Darstellung aller 4 Hirnarterien von einer Punktionsstelle aus.

Die Direktpunktion der Aa. carotis und vertebralis wird bei Unmöglichkeit des Katheterzugangs infolge Verschluß, Stenose oder Elongation durchgeführt. Vorzugsweise niederosmolare KM werden von Hand injiziert (KRAYENBUEHL 1979). Die Dokumentation erfolgt auf Serienaufnahmen in verschiedenen Ebenen mit Bildwechslern.

5.8.4   Indikationen

Vaskuläre Hirnerkrankungen, besonders Subarachnoidalblutungen infolge Aneurysmen:

— arteriovenöse Mißbildungen
— Thrombosen extra- und intrakranieller Gefäße
— Stenosen und Verschlüsse besonders der extrazerebralen Arterien
— Bestätigung der klinischen Diagnose des „Hirntodes"
— Darstellung der Gefäßanatomie bei raumfordernden zerebralen Prozessen
— Kathetertherapie: Embolisation

5.8.5   Risikofaktoren und Kontraindikationen

Absolute Kontraindikationen bestehen nicht. Jedoch ist das Risiko bei schweren subarachnoidalen und intrazerebralen Blutungen sowie bei Patienten mit erheblicher Arteriosklerose erhöht, außerdem bei kritischem Blutdruckabfall.

5.8.6– KM-Arten und -Dosis
5.8.7

Ob ein KM die intakte Blut-Hirn-Schranke durchbricht und aus den Kapillaren ins Hirngewebe übertritt, hängt von seiner Osmolalität und chemischen Zusammensetzung ab. GONSETTE (1978) untersuchte autoradiographisch an Meerschweinchen den Einfluß der Konzentration verschiedener Salze jodierter organischer Säuren auf die Blut-Hirn-Schranke und stellte fest, daß Natriumsalze stärker toxisch sind als Megluminsalze (s.a. 4.1.7).

Die Bedeutung der chemischen Zusammensetzung zeigte sich bei der Bestimmung der maximalen Toleranzgrenzwerte, d.h. derjenigen Salzkonzentrationen, welche die Blut-Hirn-Schranke gerade noch nicht öffnen.

Sie liegt z.B. bei Joxaglin 1,8mal höher — und damit günstiger — als bei Diatrizoin.

Diese Erkenntnisse haben dazu geführt, daß die neuen *niederosmolaren KM* auch bei den zerebralen Gefäßuntersuchungen bevorzugt eingesetzt werden. Neben der geringeren *Neurotoxizität* haben sie den Vorteil, daß die Untersuchungen infolge des Wegfalls des Injektionsschmerzes ohne Narkose durchgeführt werden können (VOGELSANG 1978, ALMÈN 1980).

5.8.8   Klinische NW und Komplikationen der zerebralen Angiographie

Bezüglich der Häufigkeit s. Tab. 8.

Tabelle 8   Häufigkeit der NW bei zerebralen Angiographien

Autoren	Zahl der Angiographien	NW flüchtig [%]	bleibend [%]	Todesfälle [%]
Wende u. Schulze (1961)	37271	1,30	0,10	0,16
Dilenge u. Ramée (1966)	43540	1,20	0,10	0,15
Mani u. Mitarb. (1978)	5000	1,20	0,10	0,01
Huckman (1979)	1141	2,64	0,18	—

Wie bei allen invasiven Untersuchungen sind Übung und Erfahrung des Ausführenden entscheidend. MANI (1978) fand einen signifikanten Unterschied in der Komplikationshäufigkeit zwischen einem Universitätsinstitut mit auszubildenden Ärzten und einem Spital mit Fachneuroradiologen (s.a. 5.1.1, 5.2.8 u. 5.6.8).

Eine wesentliche Rolle spielt weiterhin der Zustand des Patienten und die zugrundeliegende zerebrale Erkrankung.

Es ist zwischen lokalen nichtneurologischen Komplikationen an der Kathetereinführungs- bzw. Punktionsstelle sowie flüchtigen und bleibenden zerebralen Schäden zu unterscheiden.

Am häufigsten sind:

— Hämatome
— subintimale KM-Injektionen
— Dissektionen
— Thrombosen
— Spasmen
— Ablösung oder Anstechen von Plaques

Die zerebralen Folgen sind flüchtige oder bleibende Paresen, Sprach- und — besonders nach Vertebralis-Arteriographie — Sehstörungen (WENDE 1961, DILENGE 1966, HUCKMANN 1979, SHEHADI 1980).

5.9   Neuroradiologische Untersuchungen, Myelographie

5.9.1   Allgemeine Prinzipien

Nach Lumbal- bzw. Subokzipitalpunktion Einbringen von KM in den spinalen Subarachnoidalraum und Röntgenbilddokumentation der KM-Verteilung in verschiedenen Projektionen. Neben der „klassischen Myelographie" gewinnt die CT des Spinalkanals ohne und nach intrathekaler KM-Instillation zunehmende Bedeutung (CARRERA 1980a, b, WILLIAMS 1980).

5.9.2—   Untersuchungstechnik und technische Besonderheiten
5.9.3

Je nach dem darzustellenden Rückenmarkssegment wird zwischen der *lumbalen* (Punktion LIII/LIV) und der *zervikalen* (Punktion von lateral in Höhe CI/CII oder aszendierend von lumbal her) Myelographie unterschieden. Die Lumbalpunktion und KM-Instillation werden erschwert, wenn kurze Zeit vor der Myelographie bereits eine Lumbalpunktion durchgeführt worden ist. Der lumbosakrale, ca. 10—20 mm weite Subarachnoidalspalt kann sich dann durch Liquoreinstrom in das Maschenwerk der Arachnoidea und den Subduralspalt verschmälern. Deshalb sollte die Liquorentnahme nach der Lumbalpunktion zur Myelographie und vor der KM-Instillation erfolgen.

Die Nervenwurzeln weichen im allgemeinen der Nadelspitze bei der Punktion aus. Lediglich Einengungen des Spinalkanals, z.B. durch einen großen Diskusprolaps, können eher zu einer Stichverletzung der weniger beweglichen Nervenwurzeln führen. Der einschießende Schmerz verschwindet in der Regel nach Korrektur der Nadellage und erfordert meist keine spezielle Behandlung. Unter Umständen tropft dabei jedoch kein Liquor ab, so daß die Punktion in einem anderen Zwischenwirbelraum wiederholt werden muß.

Die Körperlage bei der Punktion wird im wesentlichen von der Art des KM bestimmt: ölig (sitzend), Luft oder wasserlösliches KM (Seitenlage). Die neuen KM ersparen die Spinalanästhesie.

5.9.4   Indikationen

Vor allem raumfordernde benigne und maligne Prozesse mit Verlegung des Spinalkanals, u.a.:

- *Degenerative Wirbelsäulenprozesse* mit spondylogener Myelopathie, besonders Bandscheibenprolaps,
- *Entzündungen* und deren Folgen: Arachnoiditis adhaesiva, epi- und subdurale Abszesse,
- *Tumoren,*
- *Traumen:* Kompression des Rückenmarks durch Wirbelfrakturen, Wurzelausrisse, epi- und subdurale Blutungen,
- Gefäßprozesse,
- Mißbildungen von Wand und Inhalt des Spinalkanals.

5.9.5   Risikofaktoren und Kontraindikationen

- Intrakranielle Drucksteigerung.

5.9.6 –   KM-Arten und -Dosis
5.9.7

Die früher verwendeten *öligen KM* Jophendylat (Pantopaque) und Äthyl-Monojod-Stearat (Duroliopaque) sowie die Myelographie im *negativen* Kontrast mit Gas sind weitgehend durch *wasserlösliche* und resorbierbare KM ersetzt worden.

Die Anwendung dieser Substanzen Megluminiotalamat (Conray Meglumin) und Megluminiocarmat (Dimer X) ist jedoch auf die Lumbalregion beschränkt. Kopfschmerzen, Nausea, Erbrechen, Temperaturanstieg und Meningismus werden nach Applikation dieser KM häufig beobachtet.

1977 wurde Dimer X in den USA wegen gefährlicher Komplikationen nur wenige Monate nach seiner Einführung wieder aus dem Markt gezogen.

Einen wesentlichen Fortschritt brachte die Einführung des niederosmolaren, *nichtionischen* Metrizamid (Amipaque), das heute das verbreitetste KM zur Myelographie ist. Es kann sowohl in den lumbalen wie in den zervikalen Subarachnoidalraum und die basalen Zysternen eingebracht werden.

Je nach Bedarf kann der Jodgehalt zwischen 170 (liquorisotonisch) bis 300 mg/ml gewählt werden. Im Vergleich mit den vorgenannten wasserlöslichen KM ist die epileptogene Wirkung gering (AHLGREN 1975, ALMÈN 1980).

SKALPE (1978a) gibt folgende Dosierungen an:

- lumbale Myelographie 10–15 ml, Jodgehalt 170–200 mg/ml
- thorakale Myelographie 15 ml, Jodgehalt 200–250 mg/ml
- zervikale Myelographie
- – seitliche Punktion CI/CII 10 ml, Jodgehalt 250 mg/ml
- – lumbal aszendierend 7 ml, Jodgehalt 300 mg/ml

5.9.8   Klinische NW und Komplikationen

Komplikationen können bei der Myelographie ausgelöst werden durch

- Spinalanästhesie
- Lumbalpunktion
- KM

Früherscheinungen

Die neuen Untersuchungstechniken mit Punktion in *Seitenlage ohne Spinalanästhesie* eliminieren 2 früher häufige Komplikationen: den orthostatischen Kollaps und die nachteiligen Folgen des Anästhetikums.

ROLFE (1980) registrierte unter 215 Patienten bis zu 6 h nach der Untersuchung 49 % und bis zu 18 h zusätzlich 17 % akute NW. Sie bestehen in:

— Kopfschmerzen (30—40 %)
— Übelkeit und Erbrechen
— Schwindel
— Nackensteifigkeit

in mehr oder weniger starker Ausprägung und abhängig von der Applikationshöhe und dem verwendeten KM (WELLAUER 1961, AHLGREN 1975, HINDMARSH 1975, SKALPE 1975, IRSTAM 1976, AMUNDSEN 1977, POTTS 1977). Frühe Kopfschmerzen und leichte NW sind in der Regel nach 48 h abgeklungen. Es ist zu berücksichtigen, daß schon nach gewöhnlichen Lumbalpunktionen ohne KM-Applikation in etwa 1/3 der Fälle Kopfschmerzen angegeben werden (TOURTELOTTE 1964). Die Unterscheidung bezüglich der auslösenden Ursache ist deshalb oft schwierig. Starke, schnell auftretende Kopfschmerzen, die auch rasch wieder abklingen, werden meist dem KM zugeschrieben, während die oft erst nach 24 h auftretenden und bis zu 1 Woche anhaltenden postmyelographischen Zephalgien als „Unterdruckkopfschmerzen" infolge des Liquorverlustes angesehen werden.

4—8 h nach Metrizamidmyelographie kann es, besonders bei älteren Patienten, zu einem *organischen Psychosyndrom* kommen, dessen Symptome von leichter Benommenheit bis zu Halluzinationen reichen können (SCHMIDT 1978, RICHERT 1979).

Epileptische Anfälle nach Metrizamidmyelographie kommen vor. SKALPE (1978b) beobachtete 1 Anfall auf 500 Myelographien, allerdings nur, wenn unverdünntes KM in den kranialen Subarachnoidalraum gelangte.

Spätschäden nach Myelographie

KM können unspezifische sterile arachnoidale Entzündungen hervorrufen, deren Folge Verödung der Nervenwurzeltaschen und Verklebung der Nervenwurzeln sind.

Diese adhäsive Arachnoiditis kann bei Kontrollmyelographien frühestens nach 1 Monat festgestellt werden. Sie ist häufig, steht in engem Zusammenhang mit der Osmolalität des KM sowie der Dauer seiner Einwirkung und beträgt nach den Untersuchungen von AHLGREN (1978) nach Megluminiotalamat (Conray 60) 51,2 %, nach Dimer X 64,4 %, während nach Metrizamid bei 269 Nachuntersuchungen keine Spätschäden festzustellen waren (AHLGREN 1978, SKALPE 1976).

Sehr selten werden Spondylodiszitiden oder eine Osteomyelitis nach Anstechen eines Wirbelkörpers oder Discus intervertebralis gesehen. Derartige Komplikationen unterstreichen die Notwendigkeit des peinlich sterilen Arbeitens.

5.10   Lymphographie

5.10.1   Allgemeine Prinzipien

Die Weiterentwicklung der *nichtinvasiven Untersuchungsverfahren* Ultraschall und Ganzkörper-Computertomographie (CT) hat die Abklärungstaktik beim Lymphomverdacht verändert. Heute stehen am Beginn der radiologischen Abklärung die nichtinvasiven Verfahren. Erst wenn deren Ergebnisse trotz des klinischen Verdachtes unsicher oder negativ sind, ist die *Lymphographie* indiziert, weil sie in den lymphographisch erreichbaren Regionen feinere Strukturen darstellen kann. Nach den bisherigen Erfahrungen erübrigt sich die Lymphographie bei einem computertomographisch nachgewiesenen massiven Befund. Die CT informiert genauer über die wahre Ausdehnung der pathologischen Massen als die Lymphographie. In frühen Stadien ergänzen sich CT und Lymphographie gut.

5.10.2– Untersuchungsmethodik und technische Besonderheiten
5.10.3

Nach Anfärbung mit einem Vitalfarbstoff, Lokalanästhesie und Präparation wird eine Lymphbahn am Fußrücken – oder an anderen peripheren Körperregionen – punktiert und „speicherfähiges" öliges KM langsam intralymphatisch injiziert. Es folgen dann sogenannte *„Füllungsaufnahmen"* (Lymphgefäßdarstellung) bei Injektionsende und *Speicheraufnahmen"* (Lymphknotendarstellung) nach 24 h in verschiedenen Ebenen. Wir kombinieren die 24-h-Aufnahmen routinemäßig mit einem Ausscheidungsurogramm zur Beurteilung des Ureterenverlaufes und der Abflußverhältnisse im Harntrakt.

5.10.4   Indikationen

Die Indikationen berücksichtigen, daß nur ein Teil des Lymphsystems lymphographisch sichtbar wird und lediglich pathologische Prozesse in diesem beschränkten Bereich erfaßt werden können:

– Verdacht auf Lymphknotenmetastasen,
– Verdacht auf Hodgkin- und Non-Hodgkin-Lymphome,
– plötzlich auftretende, phlebographisch nicht erklärte Beinschwellungen,
– innere Lymphfisteln mit Chylothorax, Chylurie und Chylaszites.

5.10.5   Risikofaktoren und Kontraindikationen

– Fehlende therapeutische Konsequenzen (Kachexie usw.),
– kardiale Insuffizienz, Cor pulmonale, Rechts-links-Shunt,
– akute fieberhafte oder chronische Lungenerkrankungen mit eingeschränkten Lungenfunktionen,
– schwere Thrombophlebitis, Phlegmasia coerulea dolens, ekzematöse Hauterkrankungen, ausgedehnte Narben im Injektionsbereich,
– schwere Reaktion auf frühere Lymphographien (Blaufarbstoff oder Röntgen-KM).
– lympho-venöse Anastomosen

5.10.6   KM-Arten und Vitalfarbstoffe

Für lymphographische Untersuchungen werden in der Regel jodierte Öle verwendet. *Jod-Lipid-Emulsionen* haben sich bisher nicht durchsetzen können, weil die Stabilität der Emulsionen ungenügend war und die kontrastgebenden

Eigenschaften nicht befriedigten. Wasserlösliche KM sind ungeeignet. Sie diffundieren rasch durch die Lymphbahnwand und ermöglichen keine Lymphbahndiagnostik. Eine „Speicherung" in den Lymphknotensinusoiden wie bei Jodöl-Tröpfchen erfolgt natürlich bei den wasserlöslichen KM nicht.

Die heute verwendeten *jodierten Öle* sind jodierte Äthylester eines Gemisches verschiedener gesättigter und ungesättigter Fettsäuren (C_{16-18}) in Mohnöl als Trägersubstanz (Lipiodol-UF, Ethiodol).

1 ml des öligen KM enthält 0,48 g Jod, seine Viskosität bei 15° C beträgt 70 mPa s ($\cong$ 70 cP). In geschlossenen und vor Licht geschützten Ampullen ist die Substanz stabil. Durch Sauerstoff- und Lichtzutritt kann Jod abgespalten werden und eine bräunliche Verfärbung des Öles auftreten. Die *DL 50 (Maus)* beträgt 1,8 ml/kg KG bei i.v. Injektion.

Als *Vitalfarbstoff* zur Anfärbung der Lymphbahnen wird am häufigsten Patentblau-violett, ein Diamin aus der Gruppe der Triphenylmethanfarbstoffe verwendet. Molekulargewicht 1159,4.

Der subkutan injizierte Farbstoff verteilt sich lokal in der Subkutis in hoher Konzentration, im extravasalen und intravasalen Raum. Er wird im Blut in geringem Maße an Plasmaproteine gebunden. Die renale Elimination erfolgt innerhalb von 24–48 h und übertrifft quantitativ die hepatische Ausscheidung.

Der Urin des Patienten ist über 1–2 Tage grünlichblau verfärbt. In der gleichen Zeit bekommt auch die Haut einen grauen Schimmer. An der Injektionsstelle selbst kann über viele Wochen ein grünlichblau verfärbter Hautfleck sichtbar bleiben. Der Patient wird auf diese harmlosen Verfärbungen vor der Untersuchung aufmerksam gemacht (ELKE 1971).

Die *DL 50 (Maus)* beträgt für Patentblau violett 1 g pro kg KG nach i.v. Gabe. Wenn, wie dies getan wird, Farbstoff und Lokalanästhetikum zusammen oder kurz hintereinander verabreicht werden, kann bei einer Überempfindlichkeitsreaktion auf das auslösende Agens nur geschlossen werden, wenn umfangreiche Hauttests ein entsprechendes Ergebnis bringen. Besteht bei einem Patienten der Verdacht auf Sensibilisierung, dann sollten Hauttests vorher durchgeführt werden.

5.10.7   KM- und Farbstoff-Normaldosis

Wir verwenden maximal 0,5 ml einer 2,5%igen *Patent-blau-violett-Lösung* pro Extremität beim Erwachsenen. Höhere Konzentrationen lehnen wir wegen der beobachteten Reizerscheinungen ab.

Wie zu erwarten, sind die NW durch das *KM-Öl* dosisabhängig. Wir haben deshalb seit 1967 die Injektionsmenge bei normal großen Erwachsenen auf 4–6 ml pro untere Extremität beschränkt. Beim Kleinkind von 1–2 Jahren reicht max. 1 ml aus. Nach Injektion von 4 ml Lipiodol wird die Füllung retroperitonealer Lymphbahnen auf einer Abdomenübersichtsaufnahme überprüft. Die Injektion wird beendet, wenn die KM-Spitze etwa die Höhe von LWK III–IV erreicht hat. Erfahrungsgemäß reicht der periphere Abstrom dann für eine optimale Darstellung der erreichbaren Lymphbahnregionen aus.

5.10.8 Klinische NW und Komplikationen

Von KOEHLER (1968), LUENING (1976) und HESSEL (1981) sind Sammelstatistiken publiziert worden über die Komplikationen der Lymphographie (Tab. 9).

Tabelle 9 Häufigkeit der NW bei Lymphographien

	Koehler 1968		Lüning 1976		Hessel 1981	
	n	Häufigkeit	n	Häufigkeit	n	Häufigkeit
Anzahl der Patienten n	32 000		40 500		7 641	
Lungenembolien/ Infarkt	81	1: 400	29	1: 1400	31	1: 247
Allergische Reaktionen auf Farbstoff	57	1: 600	97	1: 400	7	1:1000
Allergische Reaktionen auf KM-Öl	40	1: 800	–	–	–	–
Pneumonie	13	1:2500	21	1: 1900	3	1:2500
Lungenödem	10	1:3200	4	1:10000	–	–
Hypotone Krisen/ Kollaps	6	1:5300	15	1: 2700	–	–
Zerebrale Symptome	9	1:3600	7	1: 5800	–	–
Todesfälle	18	1:1800	3	1:13500	1	1:7600

Die Zahlen können nur als grobe Anhaltspunkte dienen, weil die Bewertungsmerkmale inhomogen sind. Unter *Lungenembolien* bzw. *Infarkt* sind hier nur Patienten mit klinischen Zeichen des embolischen Geschehens berücksichtigt. Röntgenologische Zeichen von Mikroölembolien ohne klinische Symptome werden viel häufiger beschrieben, nach Literaturangaben in etwa 10–50 % der Untersuchungen, abhängig von der injizierten KM-Menge und der Thoraxaufnahmetechnik. Flüchtige *Temperaturerhöhungen* werden in 5–65 % der Untersuchungen ebenfalls abhängig von der injizierten KM-Menge verzeichnet. Sie treten in der Regel am Abend des Untersuchungstages auf und überschreiten selten 0,5–1,0° C. Manchmal sind sie kombiniert mit Zephalgien und Schlaflosigkeit. Nur in Ausnahmefällen ist eine symptomatische antipyretische Therapie indiziert. Der geringe Temperaturanstieg wird auf biochemische Reaktionen während des Fettabbaues zurückgeführt. In dieser Phase treten auch entzündliche Veränderungen am Alveolar- und Kapillarendothel auf. Gelegentlich werden feine interalveoläre und *perikapilläre Hämorrhagien* sichtbar. Einige Pathologen haben den Eindruck, daß wenige Monate nach einer Lymphographie eine zunehmende Vaskularisation und Fibrosierung in kontrastmitteldurchströmten Lymphknoten auftritt. Nach anderen Untersuchern bilden sich die in der Frühphase deutlich sichtbaren histologischen Veränderungen nach einigen Monaten so weit zurück, daß diese *Lymphknoten histologisch* nicht von den vergleichbaren Knoten ohne KM-Durchströmung zu unterscheiden sind (DOMINOK 1964, NUMERS 1965, RAVEL 1966, HODEL 1967, SCHNEIDER 1976, MARGLIN 1979).

Nach eigenen Untersuchungen nimmt die *Speicherkapazität bestrahlter Lymphknoten* für das ölige KM nach Herddosen über 516 mC/kg ($\cong$ 2000 R) ab. Entsprechend häufiger haben wir bei Wiederholungslymphographien nach Bestrahlung pulmonale Mikroölembolien gesehen (SAUER 1973). Dementsprechend müssen bei der lymphographischen Untersuchung abdominell bestrahlter Patienten kleinere KM-Mengen als bei unbestrahlten verwendet werden, um pulmonalen Komplikationen vorzubeugen. Diese Maßnahme hat sich seit Jahren bewäl. Von anderen Untersuchungen ist im übrigen bekannt, daß der bestrahlte Lymphknoten seine Fähigkeit verliert, insbesondere kleinere Partikel zurückzuhalten (ENGESET 1964). Für nicht bestrahlte, kontrastierte Lymphknoten konnte dagegen bisher im Tierversuch keine Störung der sogenannten Barrierefunktion bewiesen werden. Entsprechend ist eine Metastasenpropagation durch die Lymphographie nach Umfragen der International Society of Lymphology bisher nicht erwiesen (ELKE 1972).

Die bereits erwähnten NW und Komplikationen auf das ölige KM sind auf die physikochemischen Eigenschaften des Lipiodol-UF nach dem Übertritt feiner Öltröpfchen aus dem lymphatischen System in die Venenstrombahn zurückzuführen. Dabei werden unterschieden:

— eine frühzeitig auftretende mechanische Obstruktionsphase durch Embolisierung von Lungenkapillaren und
— eine nach Hydrolyse des Neutralfettes, d.h. später einsetzende, chemische Phase.

Die durch diffuse *Mikroölembolien der Lunge* hervorgerufenen NW haben die größte praktische Bedeutung.

Nach Tierversuchen und kinetischen Untersuchungen mit radioaktiven Substanzen ist in den ersten 1—3 Tagen über der Lunge ein Aktivitätsmaximum von ca. 50 % der verabreichten Aktivität festzustellen. Etwa 1/4 der verabreichten KM-Menge bleibt anfangs in den Lymphknoten liegen (SCHAFFER 1964, 1970, HEINZEL 1968). Die Größe der übertretenden Ölpartikel wird von den physikalischen Eigenschaften des KM, dem Injektionsdruck, der Injektionsmenge, dem Lumen des Ductus thoracicus im Mündungsgebiet, dem venösen Druck bzw. der Strömungsgeschwindigkeit in Lymphbahn und Vene sowie der Saugwirkung bei tiefer Inspiration bestimmt.

Zu einem wesentlichen Teil sind die Öltröpfchen größer als 14 μm. Physiologische Chylomikronen im Ductus thoracicus haben eine durschnittliche Größe von 0,1—0,5 μm. Die Lungenkapillaren bilden mit einem durchschnittlichen Kaliber von 6—12 μm ein relativ wirksames Filter für diese KM-Öl-Tröpfchen. Normalerweise gelangen nur sehr wenige kleine Tröpfchen in den großen Kreislauf. Die Verhältnisse sehen jedoch anders aus bei einem *Rechts-links-Shunt* im Herzen, unphysiologischen *lymphovenösen Anastomosen* oder bei irrtümlicher *KM-Injektion in feinste Venen*. Eine solche irrtümliche Injektion kann vermieden werden durch eine sorgfältige optische Kontrolle nach Präparation und Punktion sowie eine 2. Röntgenkontrolle der durchströmten distalen Extremität nach Probeinjektion von 0,5 ml KM. Sollte eine Injektion in kleinste Venen erfolgt sein, dann bildet sich nicht die typische kontinuierliche KM-Säule mit dem charakteristischen Kaliber und Verzweigungstyp klappenhaltiger Lymphbahnen, sondern man sieht kleine Ölkügelchen in einem größeren Gefäßlumen, die schnell abgeschwemmt werden.

Die in die Lungenkapillaren embolisierten kleinen Fettröpfchen verändern vor-
übergehend die *Ventilations-Perfusions-Verhältnisse*. Als NW werden feinste steck-
nadelstichgroße KM-Stippchen bei Thoraxkontrollaufnahmen als Zeichen der
Embolisation beschrieben, zum Teil auch klinische Zeichen von *Lungeninfark-
ten*. Seltener treten klinische und röntgenologische Zeichen *bronchopneumoni-
scher Herde* auf. Ein rechtsventrikulärer Druckanstieg um wenige kPa ist zu
erwarten. Über Stunden kann auch die Diffusionskapazität der Lungen erniedrigt sein. In der Regel ist sie jedoch nach 24–48 h wieder normalisiert
(GOUGH 1964, FRAIMOW 1965, KOEHLER 1968, LUENING 1976, SCHNEI-
DER 1976).

Die seltenen *zerebralen Symptome* können einhergehen mit Unruhe, Somnolenz, Aphasie, motorischer Dysfunktion, Paraplegie und einem tiefen, unter Umständen Wochen dauernden Koma. Die Symptome haben sich am häufigsten
innerhalb von 48 h entwickelt und sind am stärksten ausgeprägt 4–7 Tage nach
der Lymphographie. In 2/3 der beschriebenen Fälle bildeten sie sich völlig zurück. Ophthalmoskopische Kontrollen sind indiziert, weil sich Fettröpfchen
in den Retinagefäßen manchmal nachweisen lassen.

Der direkte Zusammenhang zwischen Lymphographie und *Todesfall* im Rahmen der Sammelstatistiken muß zurückhaltend beurteilt werden. Bei etwa 1/3
der Todesfälle sind keine näheren Angaben gemacht worden. Unter den von
KOEHLER (1962) erwähnten Todesfällen kam es 7mal zu einem respiratorischen und 3mal zu einem zerebralen Tode. 2mal wurde Herzversagen angegeben. Zwischen dem Beginn der Symptome und dem eintretenden Tod lag ein
Zeitintervall von 3 h bis zu 21 Tagen. Außerdem muß festgehalten werden,
daß die Patienten in der Sammelstatistik von KOEHLER, die zum Teil auf
Zahlen aus den frühen Jahren der klinischen Lymphographie zurückgeht, in der
Regel größere KM-Mengen erhielten. Damals wurden teilweise Gesamtmengen
von über 20–24 ml für Erwachsene intralymphatisch injiziert. Heute liegen wir
mit den verwendeten Mengen wesentlich tiefer (s.a. 5.10.7).

Während Versuche mit Emulgatoren und *KM-Emulsionen* bisher nicht über-
zeugen konnten, hat allein die *Beschränkung der Gesamtinjektionsmenge* zu
einem eindeutigen Abfall der NW geführt.

Neben den praktisch wichtigen Reaktionen auf das ölige KM können NW ferner
auftreten durch

– Desinfektionsmittel
– die subkutane Farbstoffinjektion
– das Lokalanästhetikum
– den Wundschnitt zur Präparation

Das *Desinfektionsmittel* führt nur sehr selten zu einer Überempfindlichkeitsreaktion. Wir konnten unter über 2 000 sorgfältig registrierten Untersuchungen keine NW aufgrund des Desinfektionsmittels beobachten.

Als Reaktionsformen auf den *Vitalfarbstoff* werden beschrieben:

– allgemeiner Pruritus
– Quaddelbildung mit bläulichem Farbton
– Übelkeit
– kühle Haut
– Schleimhautödem mit Stridor
– Ohnmacht und Schocksymptome
– zentralnervöse Störungen mit tonisch-klonischen Krämpfen

Der Farbstoff verteilt sich in wenigen Minuten diffus und ruft im Interstitium der ödematösen Quaddeln den bläulichen Farbton der urtikariellen Effloreszenz hervor. Die Häufigkeitsangaben schwanken zwischen 0,1−1,0 %. Erfahrene Untersucher präparieren deshalb Lymphbahnen auch ohne vorherige Blauanfärbung (KAPDI 1979). Wir haben zur Behandlung hyperergischer Reaktionen vom Soforttyp nach Farbstoffinjektion vor allem calciumhaltige Antihistaminika, Cortison und Adrenalin verwendet. Mit diesen i.v. Injektionen sowie einer sofort angelegten Elektrolytinfusion und Sauerstoffgabe im offenen System klangen die NW bei 9 mittelgradigen bis schweren Reaktionen auf Farbstoff unter 2100 Untersuchungen rasch ab. Im gleichen Patientengut haben wir keine Sofortreaktion auf das *Lokalanästhetikum* zurückführen können. Wir verwenden zur Infiltrationsanästhesie 3 bis max. 5 ml 2%iges Mepivacain. In der Frühzeit der klinischen Lymphographie sind vereinzelt Hautnekrosen nach Injektion hochkonzentrierter Vitalfarbstoffe (bis zu 11 %) beschrieben worden.

Wundheilungsstörungen treten bei primären und sekundären Lymphödemen häufiger auf. Nach größeren Umfragen werden sie in 0,1−15 % der Untersuchungen verzeichnet. Das primäre Lymphödem halten wir übrigens für eine relative Kontraindikation der Verwendung öliger KM. Die geringen Konsequenzen für den Patienten rechtfertigen nicht das Risiko einer Verschlechterung des bestehenden primären Lymphödems nach einer Lymphographie.

Die seltene *Lymphorrhö* und *Lymphfistel,* die wir unter 2000 Untersuchungen 2mal gesehen haben, wird primär mit einem Druckverband behandelt. Bei auftretenden Wundheilungsstörungen sollte ein Chirurg hinzugezogen werden.

6. Reanimationswagen und Notfalltablett

6.1 Allgemeine Prinzipien

Jeder Arzt, der routinemäßig Röntgen-KM anwendet, muß über eine entsprechende Notfallausrüstung verfügen, die es ihm erlaubt, bei einem Zwischenfall unverzüglich die erforderliche Therapie zu beginnen. Dazu sollte jeder Röntgenplatz mit dem wichtigsten Notfallgerät und einem übersichtlichen Sortiment von Infusionen und Notfallmedikamenten ausgerüstet sein.

In einer großen Abteilung haben sich ein oder mehrere zentrale „Reanimationswagen" und für jeden Untersuchungsraum ein „Notfalltablett" bewährt. Der Standort des Reanimationswagens und der Notfalltabletts muß allen Mitarbeitern bekannt und deutlich gekennzeichnet sein, z.B. mit dem „Roten Kreuz" an der Schranktür. Selbstverständlich wird die Ausrüstung den örtlichen Möglichkeiten angepaßt. Unsere Vorschläge geben deshalb nur ein Beispiel, das der Situation in einem Schwerpunkthospital entspricht.

Der Notfallalarm innerhalb des Teams und innerhalb des Hauses – dort in der Regel in engem Kontakt zu den Anästhesisten – muß über Rufeinrichtungen bzw. Notfalltelefonnummern organisiert sein.

Von einem bestimmten Mitarbeiter der Arbeitsgruppe wird sterilisiertes Material in vierteljährlichen Abständen ausgewechselt. Verfallsdaten von Medikamenten sind regelmäßig zu kontrollieren und das Besteck auf seine Vollständigkeit zu überprüfen. Verbrauchtes Material ist sofort zu ersetzen.

6.2 Reanimationswagen

Für eine größere Raumgruppe steht ein *zentral gelegener Reanimationswagen* in einem gut gekennzeichneten Schrank bereit. Er enthält ein Sortiment von Geräten, die auf die Mitwirkung der Anästhesisten abgestimmt sind. Unter anderen Bedingungen wird die Auswahl des Notfallbestecks auf dem Reanimationswagen kleiner sein. Entscheidend ist, daß die zuständigen Ärzte mit dem ausgewählten Gerät und allen Pharmaka vertraut sind.

6.2.1 Falls Sauerstoffzufuhr und Absaugvorrichtung nicht in jedem Untersuchungsraum fest installiert sind, gehören zum *Notfallgerät des Reanimationswagens:*
— Sauerstoffflasche
— Absauggerät
— Absaugkatheter
— sterile isotonische NaCl-Lösung als Spüllösung für Absaugkatheter
— Nasensonden für Sauerstoffgabe
— Gummikeil
— Guedel-Tuben (Nr. 3—5 für Erwachsene)
— Ambubeutel mit Atemmaske

- Intubationsbesteck
- sterile Handschuhe
- Zungenfaßzange
- Klemmen, Schere, Skalpell
- Blutdruckapparat, Stethoskop, Stauschlauch
- 2 Infusionsbestecke
- Venae-sectio-Besteck
- Tracheotomiekanülen
- Injektionsnadeln 1,2 mm
- Venflon-Kunststoffkanülen
- 3 Nadeln 6/8 extra lang für intrakardiale Injektionen
- je 3 Spritzen à 2 ml, 5 ml, 10 ml
- Tupfer, Merfentinktur, Ampullenfeilen, Heftpflaster

Von der alarmierten Notfallquipe des Spitals werden in die Röntgenabteilung mitgebracht:

- EKG-Sichtgerät (steht im EKG-Labor bereit)
- Defibrillator

Auf dem *Reanimationswagen* der Abteilung stehen weiterhin Medikamente zur Reanimation und Infusionen bereit.

6.2.2   Medikamente für Reanimation

- 10 Ampullen Adrenalin 1 ‰ à 1 ml	(1 ml =	1 mg)
- 10 Ampullen Lidocain 1 % à 5 ml	(1 ml =	10 mg)
- 5 Ampullen Trasicor à 2 mg (mit 5 ml NaCl		
isoton. auflösen für i.v. Injektion)	(5 ml =	2 mg)
- 6 Ampullen Suscardia (Isoprenalin) à 2 mg	(2 ml =	2 mg)
- 5 Ampullen Valium à 10 mg	(2 ml =	10 mg)
- 10 Ampullen NaCl isoton. à 5 ml		

6.2.3   Infusionen für Reanimation

- *Isoprenalin-Infusion:*
  500 ml Glucoselösung 5 % und 1 Ampulle Suscardia à 2 mg
  Dosierung: 1 μg/min = 5 Tropfen/min = 15 ml/h

- *Lidocain-Infusion:*
  200 ml (oder 400 ml) Lidocain-Lösung 1 %
  Dosierung: 2 mg/min = 4 Tropfen/min = 12 ml/h

- 500 ml Glucoselösung 5 %
- 2 x 200 ml Glucoselösung 5 %
- 1 x 200 ml Lidocain-Lösung 1 %
- 2 x 250 ml Natriumbicarbonat 8,4 %
- 2 x 500 ml isoton. NaCl-Glucose-Lösung (NaCl/Glucose 2:1)

Obwohl sie primär für die Reanimation nicht eingesetzt werden, stehen auf den Reanimationswagen noch

- 100 ml Humanalbumin 20 %
- 250 ml Plasmalösung 4 %

weil die weiterführende Behandlung im Spital schon in der Röntgenabteilung beginnt.

6.3 Notfallmedikamente

6.3.1 Allgemeine Prinzipien

Neben den schon beschriebenen Geräten und Medikamenten auf dem *zentralen Reanimationswagen* steht in jedem Untersuchungsraum, in dem diagnostische Eingriffe und KM-Injektionen durchgeführt werden, ein *Notfalltablett* mit Medikamenten in einem deutlich gekennzeichneten Schrankfach. Wir kennzeichnen dieses Fach wieder mit dem „Roten Kreuz",

Zusätzlich sind in den Untersuchungsräumen natürlich Injektionsspritzen und Kanülen, Infusionsbesteck, Stethoskop und Blutdruckapparat, Absauggerät sowie die Möglichkeit der Sauerstoffgabe über Nasensonden vorhanden. Mit diesem „kleinen Gerät" müssen Röntgenärzte und ihre Mitarbeiter vertraut sein.

Die Medikamentenwahl richtet sich wieder nach den Erfahrungen und dem Aktionsplan des Arbeitsteams für Notfallsituationen. Deshalb werden die Auswahl der Medikamente und die Behandlungsvorschläge von den eigenen Erfahrungen beeinflußt. Unsere Vorschläge geben nur ein Beispiel. Es ist zweckmässig, eine kleine, gut überschaubare Auswahl von Notfallmedikamenten zu benutzen, die in ihren Wirkungen und NW gut bekannt sind.

6.3.2 Die *Notfallmedikamente* setzen sich aus folgenden *Gruppen von Pharmaka* zusammen: s. Tab. **10**.

6.3.3 Erläuterungen zur Wirkung der Notfallmedikamente

Weil zu den *Basismaßnahmen* (s.a. 7.7.1) bei KM-Reaktionen die

— sofortige Sicherung eines i.v. Zuganges,
— Volumensubstitution und
— Sicherung der Sauerstoffzufuhr

gehören, sind in jedem Untersuchungsraum verschiedene Größen und Systeme

— steriler Injektionsnadeln (u.a. Butterfly-Nadeln, Infusionskanülen, mit flexiblem Venenkatheter, Infussionssets),
— steriler Injektionsspritzen und
— isotoner Infusionslösungen

vorhanden.

Wir beschränken uns für die Erstmaßnahmen bei *Infusionslösungen* auf *isotone Ringer-Acetat-Lösungen* à 1000 ml. Diese *Elektrolytlösung* verursacht keine allergischen Reaktionen, wie sie z.B. gelegentlich nach Dextran-Infusionen vorkommen, und kann auch Diabetikern unbedenklich gegeben werden. Weitere Infusionslösungen sind auf dem zentralen Reanimationswagen vorhanden (s.a. 6.2.3). Außerdem ist in jedem Untersuchungsraum eine transportable oder fest installierte

— Sauerstoffzufuhr

gewährleistet (ELKE 1980).

In der Gruppe der *Sympathikomimetika* greifen wir prophylaktisch zur Vermeidung von Kreislaufkollaps und therapeutisch bei Hypotonie und Neigung zu Ohnmacht zunächst auf das oral gegebene *Etilephrin (Effortil)* zurück. Einzeldosis von Effortil-Tropfen 0,75 %: 10—20 Tropfen p.o. Etilephrin ist

Tabelle 10 Medikamentengruppe zur Notfallbehandlung

Pharmakongruppe	Substanz (Beispiel)	Dosis	Applikation	Indikation	Applikationsziel	Risiko
α- und β-Sympathikomimetika	Adrenalin (Epinephrin)	0,5 – 1,0 mg	s.c.	Urtikaria „allergisches Ödem",	antiallergische Wirkung vergrößerter kard. Output	Tachykardie, Blutdruckanstieg, Arrhythmien, Kammerflimmern
		0,25 – 0,5 mg	langsam i.v. (Kava-Katheter)	Kreislaufkollaps, Bronchospasmus,	pos. inotrope Wirkung Bronchodilatation	dito
		0,5 – 1,0 mg	intrakardial	Herzstillstand	pos.bathmo- u. inotrope Wirkung	dito
β-Sympathikomimetika	Isoprenalin (Suscardia)	0,1 – 1,0 mg	intrakardial, Dauertropf i.v.	Herzstillstand, kard. Schock	β_1-Stimulation des Herzens	dito
β-Sympathikolytika, β-Blocker	Oxyprenolol (Trasicor)	1,0 – 2,0 mg	i.m., langsam i.v.	tachykarde supraventrikuläre Rhythmusstörung	Abschwächung sympathikotoner Einflüsse	Hypotonie, AV-Block, Bradykardie, Asystolie
Parasympathikolytika	Atropin sulf.	0,5 – 2,0 mg	i.m. oder langsam i.v.	vagale Reaktionen, Magen-, Darm-Spasmen; Bradykardie unter 40/min	Vagusdämpfung, Tonusminderung glatter Muskulatur; Sekretionshemmung	Glaukomanfall
Diuretika	Furosemid (Lasix)	40 – 100 mg	i.v.	akutes Lungenödem	forcierte Diurese, Ödemmobilisierung	Elektrolytverluste, Blutviskositätsanstieg, Hypotonie
Corticoide	Betamethason (Celestone)	12 – 20 mg	i.v.	schwere KM-Reaktion, „Allergie". Anamnese, Asthma bronchiale	Prophylaxe (?) und Therapie allergischer Reaktionen	kein (bei einmaliger Applikation)
Antihistaminika	Thenalidin-Ca (Sandosten-Calcium)	20 ml (100 mg)	langsam i.v.	KM-Reaktion mit Pruritus, Ödem	Dämpfung des Pruritus, Ödemrückgang	Calcium-Wirkung bei digitalisierten Patienten und Elektrolytstörungen

Fortsetzung Tabelle 10

Pharmakongruppe	Substanz (Beispiel)	Dosis	Applikation	Indikation	Applikationsziel	Risiko
Antianginosa	Glyceryl-trinitrat (Nitroglyzerin)	0,8 mg	p.o. Kaukapsel zerbeißen	Angina pectoris	verbesserte Koronardurchblutung, Reduktion des O_2-Bedarfes	diastolischer Blutdruckabfall
Xanthinderivate (Theophyllin)	Aminophyllin (Euphyllin)	240 mg/10 ml	langsam i.v.	kardiale Insuffizienz, zentr. Atemstörung, Bronchospasmus	zentrale Atem- u. kardiale Stimulation, pos. inotrop, bronchospasmolytisch	Blutdruckabfall
Antikonvulsiva, Sedativa	Diazepam (Valium)	5–10 mg 0,2 mg/kg Bolus, 1/2–1 mg/kg pro 24 h Infusion	i.v.	Konvulsionen (Typ Grand mal), Angst, Erregung	Sedierung, Vermeidung von Kreislaufreaktionen	Atemhemmung eingeschränkte Verkehrstüchtigkeit
Analgetika	Morphin	10 mg	langsam i.v.	stärkste Schmerzen, anhaltende Angina pectoris, nicht auf Nitroglyzerin ansprechend, Lungenembolie, Lungenödem	Analgesie, Dämpfung der Hyperventilation	Hemmung des Atemzentrums, bes. bei Neugeborenen und Kleinkindern, alten und untergewichtigen Patienten sowie Emphysembronchitis etc.

ein α- und β₁-stimulierendes Sympathikomimetikum mit einer mehrere Stunden anhaltenden Wirkung auf den Blutdruck, auch nach oraler Gabe.

Adrenalin kann wegen seiner erregbarkeitssteigernden Wirkung am Herzen bei Asystolie lebensrettend sein. Die Injektion erfolgt ins Lumen des Ventrikels, und das Adrenalin gelangt durch die fortlaufende äußere Herzmassage in die Koronarien (s.a. Abb. **14)**.

Atropin wird zur Ausschaltung des Herzvagus und damit Schutz vor reflektorischem Herzstillstand, z.B. bei Manipulationen am Hals, eingesetzt. Übliche Atropindosen sind 0,5–1 mg (2 mg!) s.c., i.m. oder i.v. Bei mittlerer Dosierung hat Atropin eine antiemetische Wirkung. Cave: Herzfrequenzsteigerung ist möglich (Koronarsklerose!!).

Neben *Lasix* (nach i.v. Wirkungseintritt in wenigen Minuten) verwenden wir das *osmotische Diuretikum* Mannit-Lösung (*Mannitol:* 20 % 100 ml pro infusione), besonders bei akuter Niereninsuffizienz und Hirnödem (s.a. 5.1.8).

Glucocorticoide sind wirksam bei der Behandlung allergischer Reaktionen. Ihre Bioverfügbarkeit, prophylaktische und therapeutische Nützlichkeit bei KM-NW sind jedoch umstritten. In der Therapie des Kreislaufschocks werden sie selbstverständlich mit der *Volumensubstitution* kombiniert. Wahrscheinlich beruht ihre molekularbiologische Wirkung auf einer „Stabilisierung biologischer Membranen" (s.a. 4.1.7). In pharmakologischen Dosen hemmen sie die Histaminfreisetzung und entzündlich-ödematösen Gewebereaktionen. Zwar können sie die Wirkung bereits freigesetzten Histamins nicht verhindern, bewahren jedoch das Reaktionsvermögen für Adrenalin. In diesem Wirkungsmechanismus sehen wir ein Argument für die Corticoidgabe *vor* der Adrenalin-Medikation bei KM-NW (ELKE *1974, 1980).* Zur Prophylaxe (s.a. 7.3) soll das Glucocorticoid mindestens 20–30 min vor dem KM injiziert werden. Bei ungenügender Corticoidwirkung ist es zweckmäßiger, auf die Adrenalin-Medikation überzugehen, als von exzessiv hohen Glucocorticoiddosen noch eine Wirkung zu erwarten (ANSELL 1976, AXELROD 1976, SAFAR 1977, GERSMEYER 1978, ELKE 1978).

Entgegen früheren Empfehlungen (ELKE 1974) haben wir *Digoxin* vom Notfalltablett entfernt, weil es für die Behandlung eines hochakuten Lungenödems nicht primär angewandt werden soll. Digoxin kann während der ersten 5–15 Minuten den peripheren Widerstand erhöhen und somit die Hämodynamik zusätzlich verschlechtern. Diskutiert wird auch eine mögliche Verstärkung der KM-Reaktion durch Herzglykoside (FISCHER 1978). Die anderen Medikamente wie *Lasix, Nitroglyzerin und Morphin* haben auch einen wesentlich schnelleren Wirkungseintritt.

Nach Zerbeißen einer *Nitroglyzerin*kapsel setzt die Wirkung innerhalb von ca. 3 min ein und hält bis zu 4 h an. Erst höhere Dosen, d.h. über 20 mg mehrfach und in mehrstündigen Abständen gegeben, erhöhen das Risiko eines massiven Blutdruckabfalles und der reflektorischen Tachykardie, so daß sich dann die günstigen Nitroglyzerineffekte bei Angina pectoris umkehren und ein Anfall ausgelöst werden kann.

Bei älteren Patienten mit Koronarinsuffizienz und Myokardschaden versuchen wir, allein mit dem Corticoid und *Xanthin*-Derivaten, z.B. *Aminophyllin* (Euphyllin) 10 ml = 240 mg, langsam i.v. initial und anschließend in einer mehrstündigen Elektrolytinfusion auszukommen. Neben der bronchospasmolytischen Aminophyllinwirkung sind die leichte kardiovaskuläre und die zentrale Atemstimulation zur besseren Durchblutung und Sauerstoffversorgung der meisten Organe erwünscht. Im Tierversuch verhindern Theophylline außerdem die Histaminfreisetzung aus Mastzellen (BAXTER 1972, GOODMAN-GILMAN 1980).

Morphin bevorzugen wir bei Angina-pectoris-Anfällen, die nicht auf Nitroglyzerin ansprechen. Nach i.v. Injektion ist das Wirkungsmaximum in ca. 7 min zu erwarten, die Wirkungsdauer beträgt bei therapeutischen Dosen ca. 4–5 h. Durch die Dämpfung des Atemzentrums auf den physiologischen Reiz der CO_2-Spannung im Blut beseitigt Morphin die unerwünschte Hyperventilation bei akutem Lungenödem. Die verminderte Ansprechbarkeit des Atemzentrums ist nur bei chronischer respiratorischer Insuffizienz, also z.B. bei schwerem Lungenemphysem und länger bestehendem Lungenödem zu erwarten.

Diazepam (Valium) scheint in Dosen von 5–10 mg oral, i.m. oder i.v. über eine zentralnervöse Dämpfung den KM-NW entgegenzuwirken.

Bisher gibt es aber nur Bruchstücke einer Theorie der Reaktionsabläufe bei schweren KM-NW. Wir sind deshalb auch von einer Prophylaxe oder gar kausalen Therapie der KM-Reaktionen weit entfernt. Unsere Empfehlungen beruhen auf persönlichen Einzelbeobachtungen über positive Medikamentenwirkungen bei KM-Reaktionen (ELKE 1974, 1980) und Literaturangaben (GONSETTE 1980, HARNISH 1980, ZIPFEL 1980, LALLI 1981). Die Wirksamkeit von Medikamenten aus sehr verschiedenen Stoffklassen spricht für ein komplexes Geschehen bei der KM-Reaktion und bestätigt unsere mangelhaften Kenntnisse der Reaktionsmechanismen.

7. Behandlung der KM-Reaktionen

7.1 Allgemeine Prinzipien

Überspitzt formuliert, beginnt die Behandlung der KM-Reaktionen bei der Auswahl der Patienten. Dabei kann nicht deutlich genug hervorgehoben werden, daß Patienten mit Organschäden stärker gefährdet sind.

Vorbestehende Organschäden = höheres Risiko

Wird dieser Gesichtspunkt vernachlässigt, dann können Zwischenfälle auftreten, die vermeidbar gewesen wären. In der Praxis sehen wir noch häufig eine Kommunikationslücke zwischen dem überweisenden Arzt und dem Röntgenologen. Es reicht heute einfach nicht mehr aus, dem Röntgenarzt einen stichwortartigen Untersuchungsauftrag bzw. eine Verdachtsdiagnose mitzuteilen. Er sollte vielmehr kurz unterrichtet werden über:

– aktuelle Befunde
– vorbestehende Schäden bzw. individuelle Besonderheiten
– das Untersuchungsziel

Eine KM-Untersuchung gehört deshalb auch nicht an den Anfang einer routinemäßigen Abklärung, sondern ergibt sich aus der Anamnese und klinischen Exploration. Nur so können beide Ärzte – der behandelnde Kollege und der Röntgenologe – den Wert und das Risiko der KM-Untersuchung abschätzen. Sollten die Informationen vor der Untersuchung nicht ausreichen, dann muß sich der Radiologe mit dem überweisenden Arzt in Verbindung setzen. Er soll sich nicht blindlings darauf verlassen, daß ausreichende Voruntersuchungen existieren.

Kommunikation

überweisender Arzt ⇋ Röntgenarzt

aktuelle Verdachtsdiagnose

wichtige Nebenbefunde

individuelle Besonderheiten

Untersuchungsziel

Überprüfung der Indikation

7.2 Gesteigerte Reaktionsbereitschaft

Mit einer gesteigerten Reaktionsbereitschaft (s.a. 5.1.5) ist zu rechnen bei:

— Angst und Erwartungsspannung
— Hyperventilation
— Koronarsklerose
— nach Herzinfarkt
— Patienten am Rande der kardialen Suffizienz
— Hochdruck über 26,7 kPa ($\widehat{=}$ 200 mm Hg)
— Epilepsieanamnese
— Allergieanamnese
— Dehydratation

Als *Kontraindikationen* (s.a. 5.1.5) zur parenteralen KM-Anwendung betrachten wir:

— schwere Niereninsuffizienz bei gleichzeitigem schwerem diffusem Leberschaden
— hochgradige Thyreotoxikose
— Diabetes mit Azotämie
— Lungenödem
— schwere frische Myokardschäden
— manifeste Tetanie

Bei *erhöhten Risikofaktoren* (s.a. die entsprechenden Abschnitte in Kapitel 5 „Risikofaktoren und Kontraindikationen") des Patienten soll versucht werden, ob ausreichende Informationen durch andere Untersuchungsverfahren gewonnen werden können, z.B. durch Ultraschall, Computertomographie ohne KM-Anwendung und nuklearmedizinische Untersuchungen. Sollte bei Patienten mit einer wahrscheinlich gesteigerten Reaktionsbereitschaft die KM-Untersuchung entscheidend für therapeutische Konsequenzen sein, dann muß das kalkulierte Risiko nach vorheriger Konsultation vom behandelten Arzt und Röntgenologen gemeinsam getragen werden. Am Untersuchungsplatz müssen dazu die personellen und apparativen Voraussetzungen für die Prämedikation und Behandlung einer KM-Reaktion gegeben sein (s.a. 6.2 und 6.3) (ELKE 1974, 1980, GREENBERGER 1980).

7.3 Gibt es eine Prophylaxe?

Jede Prophylaxe beginnt mit der sorgfältigen Indikation zur Untersuchung und Beachtung der Risikofaktoren (s.a. die entsprechenden Abschnitte in Kapitel 5 „Indikationen" sowie „Risikofaktoren und Kontraindikationen" sowie 7.1 und 7.2).

Obwohl ein prophylaktischer Einsatz von Medikamenten schwere KM-Reaktionen beim Menschen nicht sicher verhindern kann, halten wir uns aus Erfahrung für berechtigt, in ausgewählten Risikofällen eine Prämedikation durchzuführen. Zu den möglichst 20—30 min vor der Untersuchung prophylaktisch gegebenen Medikamenten (s.a. 6.3.2 und 6.3.3) gehören:

— Corticoide, Betamethason (Celestone) 3 ml = 12 mg Betamethasonalkohol i.v. (4 mg Betamethason sind 26,66 mg Prednisolon äquivalent)
— Atropin 0,5—1 mg i.m.
— Diazepam (Valium) 5—10 mg oral, i.v. oder i.m.

Keines der genannten, prophylaktisch gegebenen Medikamente kann einen vollständigen Schutz vor KM-NW geben. Besonders bei den unmittelbar vor der Untersuchung injizierten Calcium-Antihistamin-Präparaten sind ausreichende protektive Effekte heute stark umstritten. Eigene Beobachtungen bei der Behandlung von Pruritus, Urtikaria und flächenhaften Ödemen mit einem klinischen Wirkungseintritt nach wenigen Minuten sowie Literaturangaben (SCHATZ 1975, ZWEIMAN 1975) bestärken uns jedoch, an einer Prämedikation mit *Corticoiden* (s.a. 6.3) und *Calcium-Antihistaminika* festzuhalten. Wir sind der Ansicht, daß weitere Untersuchungsergebnisse abgewartet werden müssen, ehe auf die Corticoide und Calcium mit Antihistaminika verzichtet werden kann. Für den prophylaktischen Einsatz von Calcium-Antihistamin 10–20.ml langsam i.v. sprechen u.e. folgende Wirkungen:

– die Besetzung von Histamin-Rezeptoren durch das Antihistaminikum (H_1-Blocker),
– die kurzdauernde, membranabdichtende Calcium-Wirkung und
– der zentral dämpfende Effekt (Antihistaminikum).

Nach unserem heutigen Wissensstand kann aber der Versuch einer prophylaktischen Medikation nur in ausgewählten Risikofällen verantwortet werden. Ausschlaggebend bleibt, daß der Röntgenarzt:

– vorbereitet ist auf KM-NW,
– technische und medikamentöse Hilfsmittel gut gekennzeichnet bereitstehen,
– die Kommunikationsbahnen in der Praxis, zur Notfallequipe und zum Notfalltransport (Telefonnummer!) bekannt und erprobt sind.

7.4   Basismaßnahmen

Absolute Priorität bei KM-Reaktionen haben die sogenannten *Basismaßnahmen:*

– sofortige Sicherung eines i.v. Zuganges
– Volumensubstitution durch isotonische Elektrolyt-Infusion
– Sauerstoffzufuhr (Nasenkatheter)

Diese ersten Maßnahmen sollen vor allem der Entwicklung eines Schockzustandes entgegenwirken. Sie schaffen die Voraussetzung für jede weitere Therapie. Die *medikamentöse Behandlung* folgt erst als zweiter Schritt (s.a. 6.3).

7.5   Injektionstechnik bei kollabierten peripheren Venen

7.5.1   *Venae sectio* peripherer Venen in der Ellenbeuge oder am Fuß mit direkt eingebundener Kanüle oder Fixierung eines Plastikkatheters.

7.5.2   Subklavia-Punktion

In der Klinik wird heute häufig anstelle der Venae sectio direkt die *V. brachiocephalica (anonyma) oder V. subclavia* punktiert. Diese Punktion sollte nur vom Geübten ausgeführt werden (Abb. **12**).

Nadellänge: ca. 8 cm (sterile Nadel-Katheter-Einheit), 10-ml-Spritze fest aufgesetzt bzw. sofort Einlegen eines Katheters. Kopf des Patienten zur Gegenseite gedreht. Palpation der kaudalen Klavikulakontur bis zur Ventrokaudalvorbuchtung des medialen Klavikulaendes (Extremitas sternalis). Von dort 1–2 cm nach lateral am kaudalen Klavikularand Einstichstelle markieren.

Desinfektion. Von der markierten Einstichstelle aus zielt die Nadelspitze leicht nach kraniomedial unter das mediale Schlüsselbeinende. Anhebung der Spritze ca. 30–40° gegenüber der Horizontalen. Die V. brachiocephalica dextra wird in etwa 3–5 cm Tiefe punktiert. Laufend aspirieren, während die Nadel langsam vorgeschoben wird. Dann den röntgendichten Katheter durch die Nadel einlegen.

Die V. brachiocephalica ist nach Vereinigung der über die 1 Rippe hinwegziehenden V. subclavia und der V. jugularis interna durch Bindegewebe und den M. subclavius ausgespannt (Abb. **12**). Sie kollabiert daher nicht und hat beim Erwachsenen ein stets offenes Lumen von ca. 2 cm Durchmesser.

Vorteile: Gute Katheterfixierung durch ihre tiefe Lage, auch für Infusionen. Die Herznähe ist günstig für raschen Wirkungseintritt der Medikamente.

Cave: Nadel nicht weiter in die Tiefe stechen. Dorsal und dorsomedial der großen Venen liegen die Arterien, dorsal der Arterien die Pleurakuppel (Pneumothorax!).

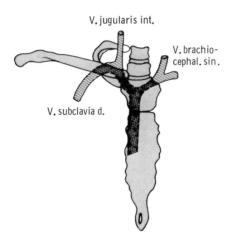

V. jugularis int.

V. brachio-
cephal. sin.

V. subclavia d.

Abb. **12** Subklaviapunktion: Topographie der V. subclavia und V. brachiocephalica.

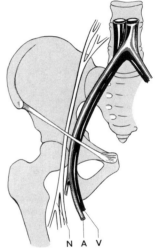

N A V

Abb. **13** Femoralispunktion: Topographie der V. femoralis, medial der A. femoralis. (NAV: Nerv-Arterie-Vene)

7.5.3 Femoralis-Punktion

Zusammengerollte Decke unter das Gesäß legen, Bein nach außen rotiert. *Nadellänge:* 5–6 cm, 10-ml-Spritze fest aufgesetzt, evtl. Einlegen eines Katheters mit der Seldinger-Technik nach vorangehender Stichinzision der Haut oder mit einer Nadel-Katheter-Einheit. Einstichstelle für die V.-femoralis-Punktion: unterhalb des Leistenbandes medial der A. femoralis (Abb. **13**). Vorschieben der Nadel unter fortwährender Aspiration.

7.5.4 Intrakardiale Injektion

Punktion nur bei Herzstillstand, nicht bei schlagendem Herzen! Vor Punktion kurzer Unterbruch von Herzmassage und Beatmung. Extra lange Nadeln verwenden! (s.a. 6.2.1). Zweckmäßigerweise kann in einem Röntgeninstitut auch eine Lumbalpunktionsnadel mit Mandrin benutzt werden, damit kein Gewebezylinder ausgestanzt wird. Desinfektion. Punktionsort: 4. ICR links, unmittelbar neben dem Sternum am *oberen Rippenknorpelrand* (Abb. **14**). Punktionsrichtung: senkrecht ventrodorsal. Aspiration. Nadelspitze liegt korrekt in der Herzkammer, wenn sich Blut leicht aspirieren läßt.

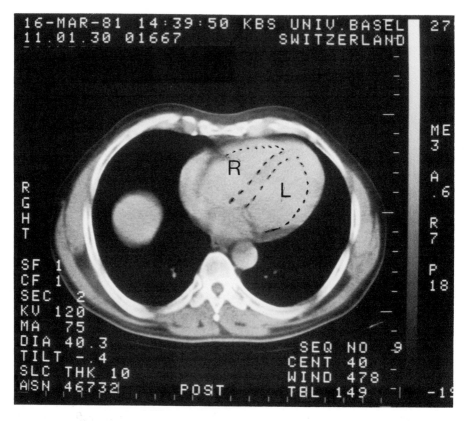

Abb. 14 CT-Querschnitt des Thorax eines Erwachsenen in Höhe des 4. Interkostalraumes. (R = Rechter Ventrikel, L = Linker Ventrikel)

Cave: Verlauf der A. thoracica interna 1–2 cm lateral des Sternalrandes. Verlauf der Aa. intercostales am kaudalen Rippenrand. Injektion ins Myokard muß vermieden werden: Myokardschaden! Möglichst keine mehrfachen Punktionen des Myokards.

7.6   Schemata der NW-Symptomatik

Eine lebensbedrohliche Situation kann entweder plötzlich während des Krankheitsverlaufs (z.B. Herzinfarkt, Lungenembolie etc.) — und dann zufällig im Röntgeninstitut — oder als direkte Folge eines diagnostischen Eingriffs (z.B. KM-Injektion) auftreten. Neben den vorbestehenden Organschäden hängt die Überlebenschance dieser Patienten von den sofort ergriffenen Maßnahmen ab (s.a. 7.7, 7.8, 7.9, 7.9.7).

In etlichen Fällen wird während der akuten Reaktion kein Arzt im Untersuchungsraum sein. Dann muß die Raumassistentin unverzüglich die richtigen Hilfsmaßnahmen einleiten, bis der Arzt eintrifft. Unsere technischen Mitarbeiter müssen deshalb geschult werden, um den Ernst der Situation sofort erfassen zu können; sie sollen nicht planlos durcheinander rennen, sondern überlegt helfen.

Können + Schnelligkeit + Umsicht

Weil schwere Reaktionen den leichten Symptomen nachfolgen können, müssen diese *Signale* von NW (s.a. 4.2.2) den nichtärztlichen Mitarbeitern ebenfalls bekannt sein:

- „Metall"-Geschmack oder „zitronenartiger" Geschmack im Mund (s.a. 4.2.4)
- Kopfschmerz und Schwindelgefühl
- wiederholtes Gähnen, Niesen, Hüsteln
- Unruhe des Patienten, Angstgefühl
- Verstärkte Salivation, Brechreiz, Erbrechen
- Atemnot
- Schweißausbruch, kalter Schweiß im Gesicht, Gänsehaut, blasses, evtl. „verfallenes" Gesicht, kalte Haut, besonders an den Extremitäten
- Urtikaria
- Anstieg der Atem- und Pulsfrequenz, Blutdruckabfall (Zentralisation des Kreislaufs!), schließlich langsamer, evtl. unregelmäßiger Puls, Zyanose
- gesteigerte Darmmotilität, evtl. Urin- und Stuhlabgang
- herabgesetzte Wahrnehmungsempfindungen des Patienten, träge Reaktion auf Ansprechen
- erweiterte, nur träge auf Licht reagierende Pupillen (Sauerstoffmangel!), Krämpfe und Bewußtlosigkeit
- Kreislaufstillstand und Pulslosigkeit (A. carotis, A. femoralis!), keine Herztöne
- Atemstillstand: keine Thoraxexkursionen

Sie erfordern den sofortigen Beizug des nächsten Arztes. Bis zu seinem Eintreffen werden die ersten Basismaßnahmen (s.a. 7.7.1) durchgeführt und das Notfalltablett bereitgestellt.

„Signale" bedrohlicher Veränderungen und Grundlagen unserer Kenntnisse über KM-NW werden ärztlichen und medizinisch-technischen Mitarbeitern im *theoretischen Unterricht* erklärt.

Im weiteren Ablauf von KM-NW überlagern sich die einzelnen Reaktionsketten und Reflexmechanismen, so daß wir uns unter dem Zwang zum Handeln im wesentlichen auf eine symptomatische Therapie einstellen müssen (s.a. 4.1 und 4.2).

Einige tierexperimentell und klinisch begründete Vorstellungen werden in Abb. **15** schematisch zusammengefaßt.

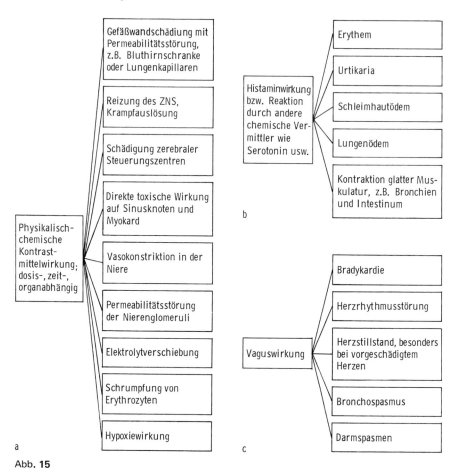

Abb. 15

7.7   Behandlung leichter Allgemeinreaktionen

Je nach der erreichten Wirkung müssen im Einzelfall nicht sämtliche unter den Leitsymptomen aufgelisteten Therapievorschläge ausgeführt werden.

7.7.1   Basismaßnahmen

a) Beruhigender Zuspruch
b) Beengende Kleidung lockern
c) Frischluft
d) Sauerstoffzufuhr im offenen System 4 l/min (Nasenkatheter)
e) Arzt hinzuziehen
f) Sofortige Sicherung eines i.v. Zuganges
g) Volumensubstitution durch 500–1000 ml isotonische Elektrolytlösung i.v.

7.7.2   Weitere Maßnahmen

a) Corticoid, z.B. Celestone, 3 ml = 12 mg (s.a. 7.3) rasch i.v. und 10 ml Calcium-Antihistaminikum, langsam i.v.

b) Kontrolle von Puls (A. carotis, A. femoralis), Blutdruck, Hautfarbe, Atmung, Ansprechbarkeit

c) Bei leichtem Blutdruckabfall: Etilefrin, z.B. Effortil 10–20 Tropfen per os (nur bei ansprechbaren Patienten!)

d) Evtl. medikamentöse Sedierung, z.B. 5–10 mg Valium i.v. oder i.m.

e) Schriftliche Aufzeichnung über zeitlichen Ablauf der Reaktion und die Medikamentengabe (Dosis- und Zeitangabe!).

7.7.3   Leitsymptom: Haut- und Schleimhautreaktionen

(Histaminwirkung)

a) Basismaßnahmen (s.a. 7.7.1)

b) Calciumglucon. 10 % 10 ml langsam i.v. und Antihistaminikum z.B. Tavegyl 2 mg = 2 ml i.v.

c) Corticoid, z.B. Celestone, 3 ml = 12 mg i.v., evtl. wiederholte Dosierung nach 20 min

d) Evtl. Adrenalin 0,5 mg s.c. oder i.m.

e) Bei älteren Patienten mit Koronarinsuffizienz vermeiden wir zunächst die Adrenalingabe und geben neben Corticoid Euphyllin (10 ml = 240 mg) langsam i.v. und schließen die weitere Euphyllingabe in der isotonischen Elektrolytinfusion über Stunden an.

f)   Überwachung über Stunden!

Bei Patienten, die wegen eines anderen Grundleidens regelmäßig Corticoide einnehmen, muß Celestone von vornherein höher dosiert werden.

Kontraindikationen zur Calciuminjektion:

a) Volldigitalisierung
b) Hyperkalzämie
c) Hypokaliämie

7.7.4   Leitsymptom: Bradykardie

Puls unter 40 pro min mit klinischen Symptomen.

a) 0,5–1,0 mg Atropin, langsam i.v.
b) EKG schreiben lassen zum Ausschuß eines AV-Blocks
c) Kontrolle durch Kardiologen

d)   Medizinische Weiterbehandlung

7.7.5   Leitsymptom: Erbrechen

a) Patient in stabiler Seitenlagerung* zur Aspirationsverhütung, Brechschale!

b) Falls notwendig, freie Luftwege wiederherstellen, Auswischen des Rachenraumes, Absaugen, Ausklopfen bei hängendem Oberkörper.

---

* Stabile Seitenlage: Patient über die laterale Lage hinaus leicht ventral gedreht, unterer Arm hinter dem Rücken gestreckt, unteres Bein gebeugt; Kopf seitlich mit dem Mund abwärts gedreht, so daß Erbrochenes ausfließen kann.

c) Weitere Basismaßnahmen s. 7.7.1.

d) 0,5—1,0 mg Atropin, langsam i.v.

e)   Überwachung über Stunden!

7.7.6   Leitsymptom: Abdominale Kolik

a) 0,5—1,0 mg Atropin oder Hyoscin-butylbromid: Buscopan, 1 ml = 20 mg, langsam i.v.

b) Konsultation des behandelnden Arztes

c)   Medizinische Weiterbehandlung

7.8   Behandlung schwerer Allgemeinreaktionen

7.8.1   Allgemeine Prinzipien

Schwere Allgemeinreaktionen entwickeln sich entweder fortschreitend aus einem Vorstadium leichter Reaktionen oder treten plötzlich nach Art eines anaphylaktischen Schocks auf. Für das praktische Handeln beim akuten Zwischenfall muß jedem Arzt und medizinischen Mitarbeiter die entscheidende Bedeutung des Zeitfaktors bewußt sein (s.a. 7.9.3). In den ersten 5 min nach Injektion treten etwa 75 % und bis 15 min p.i. 90 % der schweren Reaktionen auf (s.a. 4.4).

Die therapeutischen Konsequenzen richten sich nach dem Schweregrad der Reaktionen und den Reaktionsformen. Die ersten Maßnahmen konzentrieren sich auf die Erhaltung oder Wiederherstellung der Vitalfunktionen von

- Kreislauf
- Atmung
- Zentralnervensystem

Dies muß ohne Zeitverlust und ohne größeren apparativen Aufwand geschehen. Nicht auf das Eintreffen des Spezialisten warten!

7.8.2   Schock

Der anaphylaktische Schock muß sofort behandelt werden!

Definition:

Akutes Kreislaufversagen mit akuter peripherer Mangeldurchblutung, Reduktion des zirkulierenden Blutvolumens und Verminderung der Herzleistung.

In der Frühbehandlung des Schocks sind vasopressorische Substanzen nicht indiziert, da Katecholamine schon vermehrt ausgeschüttet werden. Auch der Wert einer Natriumbicarbonat-Infusion zur Bekämpfung der Acidosegefahr, der beim Herzstillstand nicht bestritten wird, ist in diesem Stadium fragwürdig.

a) Liegender Patient, Beine hochlagern

b) Volumensubstitution: Schnellinfusion von 500—1000 ml isoton. Elektrolyt-Lösung oder 500 ml Plasmalösung

c) Sauerstoff 4 l/min über eine Gesichtsmaske oder Nasensonde

d) Hochdosiert Corticoide, z.B. Celestone, 10—20 ml = 40—80 mg, i.v. (s.a. 7.3)

e) Notfallequipe rufen bzw.

f)   Intensivmedizinische Weiterbehandlung

Sowohl die Infusion eines Plasmaersatzes als auch die Corticoidinjektion müssen je nach dem erzielten Effekt eventuell wiederholt werden.

Entscheidend bleibt der *Volumenersatz* im Schockzustand, mit dem meist auch die Azidoseneigung korrigiert wird. Jede weitere medikamentöse Behandlung ist erst zu überlegen, wenn sich der Blutdruck nach dieser *Basisbehandlung* nicht bessert.

g) Zusatz vasoaktiver Pharmaka: Isoprenalin-Infusion (Suscardia) 1 μg pro min im Dauertropf (s.a. 6.2.3, 6.3.2).

Dosierung und Medikamentenwahl richten sich nach dem Effekt!

h) 100 ml 8,4 % Natriumbicarbonatlösung i.v.

i) Laufende Kontrolle von Puls, Blutdruck, Hautfarbe, Atmung und Pupillen

k) Notfalltransport ins nächste Spital bzw. zur Intensivüberwachung

l)   Intensivmedizinische Weiterbehandlung

Die weitere Überwachung und Nachbehandlung mit Kontrolle des zentralen Venendruckes, der Diurese, des EKG usw. unterliegen in der Regel nicht mehr der Sorgepflicht des röntgenologisch tätigen Arztes.

7.8.3   Asthmaanfall

Symptomatologie:

— plötzlich auftretende Dyspnoe
— perkutorisch hypersonorer Klopfschall
— auskultatorisch: exspiratorisches Pfeifen und Giemen
— hochgradiges Angstgefühl

a) 10 ml Euphyllin vorspritzen, dann Infusion 500 ml isoton. Elektrolytlösung mit 30 ml Euphyllin (10 ml = 240 mg)

b) Celestone, 3 ml = 12 mg, i.v., evtl. wiederholen

c) Sauerstoff 4 l/min mit Gesichtsmaske oder Nasensonde

d) 5 mg Valium i.v. oder i.m., evtl. wiederholen

Kein Morphin geben!

e) Behandelnden Arzt konsultieren

7.8.4   Lungenödem

Symptomatologie:

— rasch zunehmende schwere Dyspnoe
— karchelnde, rasselnde Atmung
— auskultatorisch fein- bis grobblasige feuchte Rasselgeräusche
— quälender Reizhusten
— schaumiger, wäßriger, evtl. blutiger Auswurf (rosagefärbter Schaum)
— ausgeprägte periphere Vasokonstriktion, evtl. Hypotonie und Tachykardie

a) Auskultation, Puls, Blutdruck
b) Wenn Blutdruck mind. 13,3 kPa ($\cong$ 100 mm Hg): aufsitzenlassen bzw.
   Oberkörper hochlagern, Beine tief
c) Lasix 40—80 mg i.v. (2—4 Ampullen à 1 ml)
d) Morphin 1—2 ml = 10—20 mg i.v. mit 0,5 mg Atropin i.v.

   Morphin nur, wenn sicher kein Asthmaanfall!!!

e) Sauerstoffgabe 4 l/min mit Nasensonde oder Gesichtsmaske
f) Unblutiger Aderlaß: hohes Abbinden aller 4 Extremitäten (venöser Reflux
   gedrosselt, arterielle Pulse bleiben tastbar). Nach 1/4 h je 1 Extremität
   freigeben, jeweils 3 Extremitäten bleiben im Wechsel gestaut
g) Schneller Transport ins Spital bzw. zur Intensivstation, unter fortwährender
   Sauerstoffgabe und möglichst bald Überdruckbeatmung

h)   Intensivmedizinische Weiterbehandlung

Weitere Abklärung: kardiale (Herzinfarkt) oder „allergische" Ursache?
Überprüfung der Blutgas- und Elektrolytwerte sowie weitere therapeutische
Maßnahmen und die Überwachung sind der Klinik vorbehalten.

7.8.5   Glottisödem

Symptomatologie:

— plötzlich auftretende Schluck- und Sprechschwierigkeiten
— Schwellungsgefühl in der Kehle
— in- und exspiratorischer Stridor, Anspannung der Atemhilfsmuskulatur
— hochgradige Dyspnoe, evtl. Tachypnoe, kruppartiger Husten
— Schnappatmung
— Tachykardie
— klonische Krämpfe

a) Sauerstoff 4 l/min durch Nasensonde
b) Calcium-Antihistaminikum 10—20 ml langsam i.v., evtl. nach 15 min wiederholen
c) Celestone 10—20 ml = 40—80 mg i.v., evtl. mehrfach wiederholen
d) Adrenalinlösung 1:1000, 0,3—1,0 ml s.c. oder i.m.
e) Sedierung: 5—10 mg Valium i.v. oder i.m.
f) Bei extremer Verschlechterung der Atmung, und wenn Intubation nicht
   möglich: Koniotomie (Abb. **16**)

g)   Intensivmedizinische Weiterbehandlung

Koniotomie: Patient in Rückenlage. Kopf exakt mit Kinn in der medianen
Sagittalen gelagert. Hals nach hinten überbeugt. Schildknorpel zwischen Dau-
men und Mittelfinger der linken Hand fixiert. Die Finger der rechten Hand
palpieren die *Grube zwischen Schild- und Ringknorpel* (Abb. **16**). In dieser
Grube Längsinzision durch Haut und Faszie, dann Querinzision durch das
wenig vaskularisierte *Lig. cricothyroideum.* Spalt mit Messergriff, Scherenbranche
oder anderem Gegenstand offenhalten, möglichst Tubus, Schlauch usw. einfüh-
ren. Falls nötig, Beatmung auch direkt durch diese Öffnung. (Cave: Gelegentlich medialer Lobus pyramidalis der Schilddrüse.)

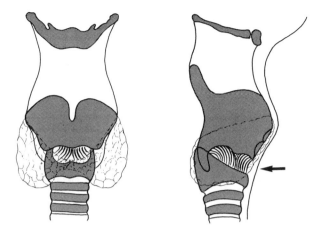

Abb. **16** Koniotomie: Topographie des Lig. cricothyroideum.

7.8.6 Zerebrale Reaktionen

Symptomatologie:

- Erregungszustände
- Verwirrtheit
- Tonisch-klonische Krämpfe

a) Valium 5–10 mg langsam i.v. bzw. 2 mg/kg pro 24 h als Langzeitinfusion
   Bei *Somnolenz* kein Valium!!!
b) Sauerstoff 4 l/min
c) Falls erfolglos: Schnelltransport ins Spital unter Sauerstoffgabe

d)   Intensivmedizinische Weiterbehandlung

Bei sämtlichen Vorschlägen zur Medikation ist es nicht ausschlaggebend, welches Präparat innerhalb einer bestimmten Stoffklasse angewandt wird. Vielmehr bestimmen die *eigene Erfahrung des Arztes mit einzelnen Medikamenten und deren Dosierung* die Wahl.

7.9 Kreislaufstillstand und Wiederbelebung

7.9.1 Zeichen des Kreislaufstillstandes

- Kammerflimmern
- „weak action"*
- Asystolie

a) Bewußtlosigkeit nach ca. 10 s, evtl. Krämpfe
b) Aufhören der regelmäßigen Atmung nach ca. 20–30 s
c) Weite Pupillen nach ca. 1 min
d) Irreversible Hirnschäden nach ca. 3–5 min
e) Kontraktionsschwäche des Myokards nach ca. 5 min

---

* „weak action": normale elektrische Herzaktion im EKG, jedoch mechanischer Herz-Kreislauf-Stillstand.

7.9.2   Wiederherstellung eines Minimalkreislaufes

Beim Kreislaufstillstand konzentriert sich alles Handeln auf die sofortige

Wiederherstellung eines Minimalkreislaufs

In der Klinik wird beim Herzstillstand über einen Notruf (Telefonnummer deutlich neben dem Telefon!) die Notfallequipe benachrichtigt, während die Wiederbelebungsmaßnahmen ununterbrochen weiterlaufen. Es bleibt keine Zeit für Diskussionen, sondern der erfahrenste Helfer im Notfallraum übernimmt das Kommando und alle übrigen Hilfspersonen unterstützen ihn.

a) Patient flach auf eine harte, von allen Seiten gut zugängliche Unterlage legen (evtl. Fußboden)
b) Schulterunterlage (zusammengerollte Decke)*
c) Atemwege freimachen (Abb. **17—20**)
d) Karotispuls palpabel? Bei Pulslosigkeit mehrere kräftige Schläge mit der geballten Hand auf die Brust.

     Wenn kein Erfolg, sofort

e)   äußere Herzmassage

     und

f)   Mund-zu-Nase-Beatmung

     Oberstes Gebot in dieser Notfallsituation:

       Ruhe bewahren!

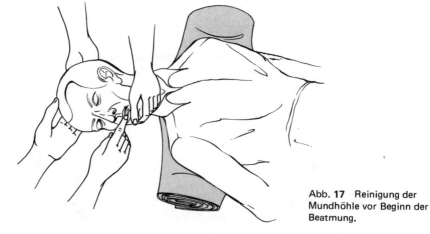

Abb. **17**   Reinigung der Mundhöhle vor Beginn der Beatmung.

---

* Kopfreklination erleichtert Freihaltung der oberen Luftwege

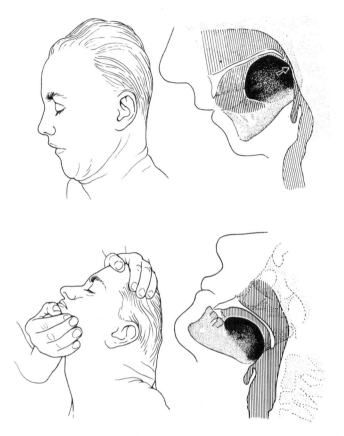

Abb. 18 Hervorholen des Zungengrundes durch vorgeschobenen Unterkiefer.

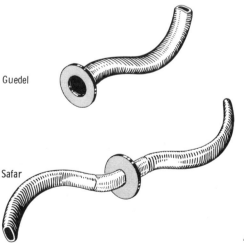

Guedel

Safar

Abb. 19 Oropharyngealtuben.

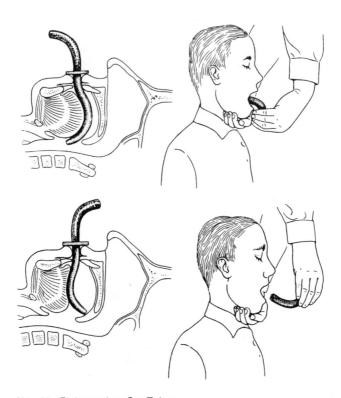

Abb. **20** Einlegen eines Oro-Tubus.

Der Erfolg aller Wiederbelebungsmaßnahmen hängt — neben den vorbestehenden Organschäden — von der raschen Beseitigung der zerebralen Hypoxie
(weite Pupillen!) ab (Abb. **21**).

Intensivmedizinische Weiterbehandlung

7.9.3   Bedeutung des Zeitfaktors bei der Wiederbelebung

Erfahrungsgemäß hat weniger geübtes Hilfspersonal bei der Beatmung mit
dem Ambubeutel Abdichtungsschwierigkeiten. Auch hierbei sollte keine Zeit
mit nutzlosen Versuchen verloren, sondern sofort

von Mund zu Nase beatmet

werden. Ohne Wiederherstellung der Zirkulation ist nach 3—5 min bei mittlerer
Raumtemperatur mit irreversiblen zerebralen Schäden und bleibenden Lähmungen zu rechnen (Abb. **21**). Eine erst nach 5—8 min aufgenommene Reanimation
bleibt infolge des Ausfalls lebenswichtiger Steuerungszentren meist erfolglos!
Natürlich können diese Zeitangaben nur Richtzahlen sein, denn das Ausmaß

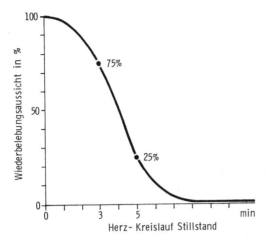

Abb. 21 Zeitliche Abhängigkeit der Erfolgsaussichten einer Wiederbelebung.

zerebraler Schäden hängt noch von anderen Faktoren ab, wie der *Körpertemperatur, vorbestehenden Organschäden* und dem *Alter* des Betroffenen.

Neugeborene sind gegenüber einer zerebralen Hypoxie weniger empfindlich als Erwachsene. Andererseits wird die Wiederbelebungszeit durch eine vorbestehende Hypoxie verkürzt. Schließlich treten auch an anderen Organen bald Sauerstoffmangelschäden auf.

7.9.4   Herzstillstand in der ärztlichen Praxis

Unter den wesentlich schwierigeren Bedingungen in einer Röntgenpraxis muß das 1. Behandlungsziel (s. 7.9.2)

die Wiederherstellung eines Minimalkreislaufes

mit den vorhandenen personellen und apparativen Mitteln realisiert werden:

Reanimation durch eine Hilfsperson

Bei einem Helfer tritt bei jedem Wechsel von den Thoraxkompressionen zur Mund-zu-Nase-Beatmung ein Zeitverlust auf, mit einem Druckabfall auf 0. Erst nach etwa 5 kräftigen Thoraxkompressionen wird wieder ein arterieller Druck von ca. 10,7 kPa ($\overset{\vee}{=}$ 80 mm Hg) aufgebaut, d.h., erst die folgenden Kompressionen können wirksam sein. Deshalb:

a) 15 kräftige Thoraxkompressionen in Sekunden-Abständen und
b) anschließend 2mal kräftig beatmen.
c) Mit diesem 15:2-Rhythmus alternierend fortfahren, bis weitere Helfer eintreffen.

Frequenz der Sternum-Kompression bei Kleinkindern um 100/min.

Reanimation durch 2 oder mehr Helfer

a) 1. Person: äußere Herzmassage, ca. 60mal/min
b) 2. Person: nach je 4 Sternum-Kompressionen eine kräftige Atemspende
c) Alternierender Rhythmus von 4:1 ohne gegenseitige Behinderung.

Herzmassage und Beatmung sind anstrengend. Deshalb möglichst bald für Ablösung sorgen! Wenn die Herzmassagefrequenz von 60/min nicht durchgehalten werden kann, soll die kräftesparende Frequenz von 30/min erfolgen. Patient darf auf gar keinen Fall auch nur für kurze Zeit allein gelassen werden, z.B. für den Notfallruf, ehe ein Erfolg der Bemühungen sichtbar wird.

Stehen mehr als 2 Hilfskräfte zur Verfügung, dann wird die 3. Person den Notruf durchführen, das Notfallbesteck, einschließlich Sauerstofflasche, bereitstellen, den Zeitverlauf seit Beginn des Zwischenfalles sowie die Maßnahmen protokollieren und die Hilfskräfte ablösen.

7.9.5   Wirksame Wiederbelebung

a) Pupillen reagieren
b) Karotis- und Femoralispuls palpabel
c) Graue Haut geht in gerötete oder livide Hautfärbung über
d) Eventuell Spontanatmung (Gegenatmung bei Beatmung!)

Außerhalb des Spitals muß der

Notfalltransport

in die nächste Klinik ohne Unterbrechung der äußeren Herzmassage und Beatmung veranlaßt werden. Es ist unrealistisch, unter diesen Bedingungen vom chirurgisch ungeschulten Arzt die sachgemäße innere Herzmassage zu erwarten, falls die äußere Herzmassage erfolglos bleibt. Wiederholt hat sich gezeigt, daß mit der äußeren Herzmassage und Beatmung ein ausreichender Kreislauf über 1–2 h aufrechterhalten werden kann. Deshalb dürfen die Bemühungen nicht vorzeitig eingestellt werden.

7.9.6   Weitere Maßnahmen

Alle weiteren Maßnahmen, wie die

Injektion von Medikamenten

sind gegenüber der mechanischen Aufrechterhaltung des Minimalkreislaufes von sekundärer Bedeutung. Ob sie schon am Ort des Zwischenfalles erfolgen, hängt von der Erfahrung des Notfallarztes und der Ausrüstung ab, die in der Praxis zur Verfügung steht. Im allgemeinen sollen *keine Medikamente gegeben werden, bis die Art des Herzstillstandes bekannt ist (EKG!).* Ihr Einsatz bleibt dann nach dem Transport in die Klinik der *Notfallequipe* vorbehalten.

Intensivmedizinische Weiterbehandlung

a) Äußere Herzmassage und Beatmung fortführen
b) Venae sectio bzw. Einlegen eines Subklaviakatheters, Infusion von 250 ml 8,4-%-Natriumbicarbonat, evtl. wiederholen (s.a. 6.2.3)
c) Möglichst netzunabhängiges EKG anschließen:
   – Kammerflimmern?
   – „weak action"?
   – Asystolie?

d) *Kammerflimmern:* externe Defibrillation, zwischen den wiederholten elektrischen Schlägen Herzmassage weiterführen. Infusion von 1%-Lidocain-Lösung (12 ml/h!!) (s.a. 6.2.3)

e) Währenddessen Intubation, Absaugen und Sauerstoffbeatmung

f) Wenn erfolglos, Entscheid: äußere Herzmassage fortsetzen? Bei fehlendem Puls innere Herzmassage nach Thorakotomie

g) *Asystolie:* Intrakardiale Injektion von Isoprenalin (Suscardia) 0,1 mg (reines β-stimulierendes Sympathikomimetikum). Herzmassage fortführen

h) *Persistierendes Kammerflimmern:* interne Defibrillation

Ist die Art des Kreislaufstillstandes unbekannt (EKG fehlt!), dann wird so behandelt, als ob Kammerflimmern vorläge. Nach erfolgreicher Wiederbelebung liegt die anschließende

Intensivüberwachung

in den Händen von Spezialisten.

7.9.7   Irreversibler Hirnschaden

Eine allgemeine Zeitgrenze für die Fortdauer der Wiederbelebung kann nicht angegeben werden. Sie wird in hohem Maße vom *Grundleiden* beeinflußt. Liegt keine schwere Grunderkrankung vor, dann sind die Bemühungen so lange fortzusetzen, bis die Zeichen des irreversiblen Hirnschadens offensichtlich sind:

a) Bewußtlosigkeit
b) Fehlende Spontanatmung und fehlender Puls
c) Weite, lichtstarre Pupillen
d) Wiederholt isoelektrisches EEG
e) Zerebraler Perfusionsausfall im Karotisarteriogramm.

Es sei nochmals betont, daß die Konzentration des Röntgenteams auf die *wichtigsten und überschaubaren ersten Notfallmaßnahmen* sowie auf wenige bewährte und gut bekannte Medikamente — die auf dem Röntgennotfalltablett bereitstehen müssen — allein sinnvoll sind für eine wirksame Behandlung in der ersten Reanimationsphase. Ihr Ziel ist die Wiederherstellung eines Minimalkreislaufes.

7.9.8   Die wichtigsten Wiederbelebungsmaßnahmen

Anhand eines nach P. SAFAR aufgestellten ABC lassen sich die wichtigsten Wiederbelebungsmaßnahmen leicht memorieren:

A = Atemwege frei
B = Beatmung
C = Cardiale Compression/Circulation
D = Drogen-(Medikamenten-)Gabe?
E = EKG (Kammerflimmern? „Weak action"? Asystolie?)
F = Fibrillationsbehandlung
G = Grund des Zwischenfalls abklären (schriftliche Aufzeichnungen)
H = Hypothermieverhütung
I = Intensivbehandlung und Intensivüberwachung

Die Vermittlung theoretischer Vorstellungen zu den KM-NW (s.a. 7.6) und das praktische Training der Wiederbelebungsmaßnahmen gehören zu den *regelmäßigen Instruktionen* der ärztlichen und medizinisch-technischen Mitarbeiter des Radiologen.

Literatur

I. Zusammenfassende Darstellungen

Abrahams, P., Webb, P.: Clinical Anatomy of Practical Procedures. Pitman, Kent, 1975; dtsch.: Klinische Anatomie diagnostischer und therapeutischer Eingriffe. Springer, Berlin 1978

Abrams, H.L.: Angiography. Little, Brown & Co., Boston 1961

Almén, T., Tragardh, B.: Effects on non-ionic contrast media on the blood flow through the femoral artery of the dog. Acta Radiol. (Stockh.) Suppl. 335 (1973) 197

Almén, T.: Experience from 10 years of development of water-soluble non-ionic contrast media. Invest. Radiol. 15 (1980) 283

Anacker, H., Weiss, H.D., Kramann, B.: Endoscopic Retrograde Pancreatico-Cholangiography (ERCP). Springer, Berlin 1977

Andrews, E.J.: The vagus reaction as a possible cause of sense complications of radiological procedures. Radiology 121 (1976) 1

Ansell, G.: A National Survey of Radiological Complications: Interim Report. Clin. Radiol. (Edinb.) 19 (1968) 175

Ansell, G.: Radiological contrast media. In: Dukes, M.N.G.: Meyeler's Side Effects of Drugs, 1972–1975, Vol. VIII. Excerpta Medica, Amsterdam 1975

Ansell, G.: Complications in Diagnostic Radiology. Blackwell, Oxford 1976

Ansell, G.: Radiological contrast media. In: Dukes, M.N.G.: Side Effects of Drugs. Annual I, Excerpta Medica, Amsterdam, 1977, p. 352; Annual II, Excerpta Medica, Amsterdam, 1978, p. 373

Ansell, G., Tweedie, M.C.K., West, C.R., Evans, P., Couch, L.: The current status of reactions to intravenous contrast media. Invest. Radiol. 15 (1980) 32

Barke, R.: Röntgenkontrastmittel – Chemie, Physiologie, Klinik. VEB Thieme, Leipzig 1970

Barke, R., Bolck, M.: Ergebnisse der differenzierten Erfassung von Kontrastmittelnebenreaktionen. Rad. diagn. 3 (1974) 361

Barke, R., Elke, M.: Kontrastmittel. In: Lüning, M., Wiljasalo, M., Weissleder, H.: Lymphographie bei malignen Tumoren. VEB Thieme, Leipzig, 1976, p. 33; Thieme, Stuttgart, 1976, p. 33

Bartels, O.: Akute Arzneimittelnebenwirkungen. Ursachen und Vermeidung. Fortschr. Med. 94 (1976) 1532

Beaven, M.A.: Histamine: Its Role in Physiological and Pathological Processes. Karger, Basel 1978

Bessis, M., Weed, R.J., Leblond, P.E.: Red Cell Shape. Physiology, Pathology, Ultrastructure. Springer, Berlin 1973

Bickermann, H.A.: Antiallergic drugs. In: Modell, W.: Drugs of Choice 1976–1977. Mosby, St. Louis 1976, p. 458

Bonati, F.: Kontrastmitteltoxizität: Experimentelle Angaben. Radiol. diagn. (Berlin) 8 (1967) 421

Brasch, R.C.: The Allergic Theory of Radiocontrast Agent Toxicity: Antibodies to Radiocontrast Agents. Schering, Berlin 1978, p. 45

Brasch, R.C.: Allergic reactions to contrast media: Accumulated evidence. Amer. J. Roentgenol. 134 (1980) 797

Brombart, M.M.: Radiologie des Verdauungstraktes. Dtsch. Übersetzung von Gollmann, G. u. G. Thieme, Stuttgart 1980

Burchardi, H.: Akute Notfälle. Thieme, Stuttgart 1981

Caranasos, G.J.: Adverse reactions to drugs. In: Conn, H.F.: Current Therapy 1975. Saunders, Philadelphia 1975

Committee on Drugs of the Commission on Public Health: Prevention and management of adverse reactions to intravascular contrast media. Amer. College of Radiology, July 1977

Cormier, J.M. et al.: Aortographie abdominale. Masson et Cie., Paris 1966

Cotton, P.B., Salmon, P.R.: Endoscopic retrograde cholangiopancreatography (ERCP). On: Modern Topics in Gastrointestinal Endoscopy. Heinemann, London 1976, p. 213

Dean, P.B., Kivisaari, L., Kormano, M.: The diagnostic potential of contrast enhancement pharmacokinetics. Invest. Radiol. 13 (1978) 533

Dean, P.B.: Contrast media in body computed tomography: Experimental and theoretical background, present limitations, and proposals for improved diagnostic efficacy. Invest. Radiol. 15 (1980) 164

Dureé-Smith, P., Simenhoff, M., Zimskind, P., Kodroff, M.: Physiology of excretory urography. – I. The bolus effect in excretory urography. Radiology 101 (1971) 29

Dureé-Smith, P., Simenhoff, M., Brodsky, S., Zimskind, P.: Physiology of excretory urography. – II. Concentration vs. amount of CM. Invest. Radiol. 7 (1972) 407

Dureé-Smith, P., Rosen, R., Stern, A., Fraimow, H., Simenhoff, M.: Physiology of excretory urogram. – III.Densitometric and subjective assessment of changes in CM concentration. Invest. Radiol. 9 (1974) 104

Dureé-Smith, P.: Excretion of contrast medium. Brit. J. Radiol. 47 (1974) 825

Elke, M., Ferstl, A.: Notfallsituationen in der Röntgendiagnostik. Erkennung und Behandlung, Thieme, Stuttgart 1974

Elke, M., Ferstl, A.: Zur Behandlung des akuten Kontrastmittelzwischenfalls. In: Zeitler, E.: Neue Aspekte des Kontrastmittel-Zwischenfalles. Schering, Berlin 1978, p. 129.

Elke, M., Brune, K.: Prophylaktische Maßnahmen vor Kontrastmittelinjektionen. Dtsch. med. Wschr. 105 (1980) 250

Elke, M., Brune, K.: Behandlung von Kontrastmittelreaktionen. Dtsch. med. Wschr. 105 (1980) 287

Enzmann, V.: Pathogenese, Prophylaxe und Therapie der Kontrastmittelzwischenfälle. Internist. prax. (München) 17 (1977) 467

Fischer, H.W.: Complications in lymphography. In: Fuchs, W.A., Davidson, J.W., Fischer, H.W. (Eds.): Lymphography in Cancer. Springer, Berlin 1969

Fischer, H.W., Colgan, F.J.: Causes of contrast media reactions. Radiology 121 (1976) 223

Fischer, H.W., Thomson, K.R.: Contrast media in coronary arteriography: A review. Invest. Radiol. 13 (1978) 450

Fischer, H.W., Morris, T.W.: Possible factors in intravascular contrast media toxicity. Invest. Radiol. 15 (1980) 232

Folkow, B., Neil, E.: Circulation. Oxford Univ. Press, London 1971

Fraser, R.G.: Bronchography 1972. J. Canad. Assoc. Radiol. 23 (1972) 236

Friedman, M., Manwaring, J.H., Rosenman, R.H.: Instantaneous and sudden deaths. J. Amer. med. Ass. 225 (1973) 1319

Frommhold, W., Braband, H.: Zwischenfälle bei Gallenblasenuntersuchungen mit Biligrafin und ihre Behandlung. Fortschr. Röntgenstr. 92 (1960) 47

Frommhold, W., Hacker, H., Schmitt, H.E., Vogelsang, H.: Amipaque Workshop 1978. Excerpta Medica, Amsterdam 1978

Fuchs, W.A.: Physiologie der biliären Exkretion von Röntgenkontrastmittel. Radiologe 17 (1977) 64

Fuchs, W.A., Vock, P., Haertel, M.: Pharmakokinetik intravasaler Kontrastmittel in der Computertomographie. Radiologe 19 (1979) 90

Gado, M.H., Phelps, M.E., Coleman, R.E.: An extravascular component of contrast enhancement in cranial computed tomography. Part I: The tissueblood ratio of contrast enhancement. Radiology 117 (1975) 589

Gado, M.H., Phelps, M.E.: An extravascular component of contrast enhancement in cranial computed tomography. Part II: Contrast enhancement and the blood-tissue barrier. Radiology 117 (1975) 595

Gamble, J.L.: Chemical Anatomy, Physiology and Pathology of Extracellular Fluid. Harvard Univ. Press, Cambridge (Mass.) 1960

Ganong, W.F.: Review of Medical Physiology. Lange Med. Publ., Los Altos (Calif.), 6th Ed., 1973

Gardeur, D., Lautrou, J., Millard, J.C., Berger, N., Metzger, J.: Pharmacokinetics of CM: Experimental results in dog and man with CT implications. J. Comp. Assist. Tomogr. 4 (1980) 178

Gersmeyer, E., Yasargil, E.C.: Schock und hypotone Kreislaufstörungen. Thieme, Stuttgart, 2. Aufl., 1978

Gerson, D.E., Abrams, H.L.: The barium enema. Radiology 130 (1979) 297

Gloxhuber, Chr.: Die tierexperimentelle Pharmakologie und Toxikologie von Nieren- und Gallenkontrastmitteln. Röntgen Bl. 18 (1965) 479

Gonsette, R.E.: The neurophysiologic action of contrast media. Acta Radiol. Diagn. (Stockh.) 13 (1972) 889

Goodman, L.S., Gilman, A.: The Pharmacological Basis of Therapeutics. Macmillan, New York, 6th Ed., 1980

Grainger, R.G.: Radiological contrast media. In: McLaren, J.W. (Ed.): Modern Trends in Diagnostic Radiology. Butterworth's, London 1970, p. 254

Grainger, R.G.: Radiobiological contrast media. The present and the future. Proc. Royal Soc. Med. 64 (1971) 243

Greitz, T., Lindgren, E.: Cerebral angiography: Technique and hazards. In: Abrams, H.L. (Ed.): Angiography. Little, Brown & Co., Boston, 2nd Ed., 1971, p. 155

Haertel, A.: Intravenöse Röntgenkontrastmittel, Physiologie-Toxizität-Testung. Med. Mschr. 28 (1974) 100

Hanisch, K.: Die Röntgenkontrastmittel, ihre Entwicklung und praktische Anwendung. Schweiz. Apoth.-Ztg. 119 (1981) 99

Harnish, P.P., Morris, T.W., Fischer, H.W., King, A.N.: Drugs providing protection from severe contrast media reactions. Invest. Radiol. 15 (1980) 248

Harris, P.D., Neuhauser, E.B.D., Gerth, R.: The osmotic effect of water-soluble media on circulating plasma volume. Amer. J. Roentgenol. 91 (1964) 694

Herms, H.J.: Der schwere Kontrastmittelzwischenfall. In: Loose, K.E.: Angiographie und ihre Leistungen. Thieme, Stuttgart 1968

Herms, H.J.: Häufigkeit, Ursache und Therapie der Kontrastmittelzwischenfälle. Knappschaftsarzt 39 (1970) 55

Higgins, Ch.B.: Overview and methods used for the study of the cardiovascular actions of contrast materials. Invest. Radiol. 15 (1980) 188

Holtermann, H.: Metrizamide. Introduction. Acta Radiol. (Stockh.) Suppl. 335 (1973) 1

Judkins, M.P., Gander, M.P.: Prevention of complications of coronary arteriography. Circulation 49 (1974) 599

Kaiser, H.: Cortisonderivate in Klinik und Praxis. Thieme, Stuttgart, 7. Aufl., 1977

Kalser, S.C.: The fate of atropin in man. In: Vesell, E.S.: Drug Metabolism in Man. New York Acad. Sci. 179 (1971) 667

Kasemir, H., Kerp, L.: Der immunologisch ausgelöste Schock. Med. Welt 22 (N.F.) (1971) 1166

Kasemir, H.D., Kerp, L., Kornmaier, M.: Vortestung bei Kontrastmittelanwendung. In: Zeitler, E.: Neue Aspekte des Kontrastmittelzwischenfalls. Schering, Berlin 1978, p. 123

Keinert, K., Köhler, K., Platzbecker, H.: Komplikationen und Kontraindikationen. In: Lüning, M., Wiljasalo, M., Weissleder, H.: Lymphographie bei malignen Tumoren. VEB Thieme, Leipzig 1976, p. 40; Thieme, Stuttgart 1976, p. 40

Kerp, L., Kasemir, H.: Allergiebedingte Erkrankungen. In: Buchhorn, E., Gross, R. et al.: Therapie innerer Krankheiten. Springer, Berlin 1977

Klumair, J.: Über die Häufigkeit des Kontrastmittel-Zwischenfalls. Wien. med. Wschr. 118 (1968) 931

Koehler, P.R., Wohl, G.T., Schafjer, B.: Lymphangiography; a survey. Amer. J. Roentgenol. 91 (1964) 1216

Koehler, P.R., Viamonte, M.: Complications. In: Viamonte, M., Rüttimann, A.: Atlas of Lymphography. Thieme, Stuttgart 1980

Koller, F., Nagel, G.A., Neuhaus, K.: Internistische Notfallsituationen. Thieme, Stuttgart, 3. Aufl., 1981

Krayenbühl, H., Yasargil, M.: Zerebrale Angiographie für Klinik und Praxis. Thieme, Stuttgart 1979

Kröpelin, T., Heuser, Y.: Kontrastmittelrisiko bei der Ausscheidungsurographie. Schering, Berlin 1978, p. 103

Lagemann, K.: Pharmakokinetik angiographischer Kontrastmittel unter besonderer Berücksichtigung des extravasalen Raumes. I. Mitteilung: Pharmakokinetik verschiedener Kontrastmittel unter den Bedingungen der Dauerinfusion („Fließgleichgewicht"). Fortschr. Röntgenstr. 123 (1975) 247

Lagemann, K.: Pharmakokinetik angiographischer Kontrastmittel unter besonderer Berücksichtigung des extravasalen Raumes. II. Mitteilung: Pharmakokinetik eines angiographischen Kontrastmittels unter den Bedingungen einer selektiven – „angiographischen" – Applikation. Fortschr. Röntgenstr. 123 (1975) 515

Lagemann, K.: Pharmakokinetik angiographischer Kontrastmittel unter besonderer Berücksichtigung des extravasalen Raumes. III. Mitteilung: Gibt es einen enterohepatischen Kreislauf angiographischer Kontrastmittel? Zusammenfassende Diskussion der Ergebnisse aller Versuchsreihen. Fortschr. Röntgenstr. 124 (1976) 69

Lalli, A.F.: Urography, shock reaction and repeated urography (editorial). Amer. J. Roentgenol. 125 (1975) 264

Lalli, A.F.: Contrast media reactions: Data analysis and hypothesis. Radiology 134 (1980) 1

Lalli, A.F., Greenstreet, R.: Reactions to contrast media: Testing the CNS hypothesis. Radiology 138 (1981) 47

Lang, J.H., Lasser, E.C.: Binding of roentgenographic contrast media to serum albumin. Invest. Radiol. 2 (1967) 396

Lasser, E.C., Farr, R.S., Fugimagari, T., Tripp, W.N.: The significance of protein binding of contrast media in roentgen diagnosis. Amer. J. Roentgenol. 87 (1962) 338

Lasser, E.C.: Basic mechanisms of contrast media reactions. Theoretical and experimental considerations. Radiology 91 (1968) 63

Lasser, E.C., Lang, J., Sovak, M., Kolb, W., Lyon, S., Hamlin, A.S.: Steroids: Theoretical and experimental basis for utilization in prevention of contrast media reactions. Radiology 125 (1977) 1

Lasser, E.C.: Contrast material toxicity – 1977 concepts. Schering, Berlin 1978, p. 7

Lasser, E.C., Slivka, J., Lang, J.H., Kolb, W.P., Lyon, S.G., Hamblin, A.E., Nazareno, G.: Complement and coagulation: Causative considerations in contrast catastrophies. Amer. J. Roentgenol. 132 (1979) 171

Lasser, E.C., Lang, J.H., Hamblin, A.E., Lyon S.G., Howard, M.: Activation systems in contrast idiosyncrasy. Invest. Radiol. 15 (1980) 2

Ludin, H.: Aortography. Fluid dynamics and technical problems. Acta Radiol. (Stockh.) Suppl. 256 (1966)

Lüning, M., Wiljasalo, M., Weissleder, H.: Lymphographie bei malignen Tumoren. VEB Thieme, Leipzig 1976; Thieme, Stuttgart 1976

Málek, P., Bartôs, V., Weissleder, H., Witte, M.H. (Eds.): Lymphology. Proceedings of the VIth International Congress, Prague 1977. Thieme, Stuttgart 1979

Mayall, R., Elke, M.: Lymphography – Complications from lymphography accidents. In: Verstraete, M. (Ed.): Methods in Angiology. Nijhoff, The Hague 1980, pp. 377, 378

Modell, W.: Drugs of Choice. Mosby, St. Louis 1974/75, p. 299

Ohnhaus, E.E., Adler, R.: Methodological problems in the measurement of pain: A comparison between the verbal rating scale and the visual analogue scale. Pain 1 (1975) 379

Otto, H.: Die Rolle der Leberzelle bei der Elimination hepatotroper Röntgenkontrastmittel. Radiologe 20 (1980) 16

Parker, Ch.W.: Drug therapy – drug allergy. New Engl. J. Med. 293 (1975) 511, 732, 957

Potts, D.G., Gomez, D.G., Abbott, G.F.: Possible causes of complications of myelography with water-soluble contrast medium. Acta Radiol. (Stockh.) Suppl. 355 (1977) 390

Remmer, H.: Wirkungsänderungen von Arzneimitteln durch gegenseitige Störung ihrer Eiweißbindung und ihres Abbaus. Dtsch. med. Wschr. 99 (1974) 413

Rhyner, K., Siegenthaler, W.: Klinik und Pathophysiologie der Paraproteinämien. Schering, Berlin 1978, p. 59

Roesch, H.: Rechtsfragen um die ärztliche Aufklärungspflicht. Med. Klinik 73 (1978) 1559

Rother, K., Hadding, U., Till, G.: Komplement, Biochemie und Pathologie. Steinkopff, Darmstadt 1974

Rüttimann, A. (Ed.): Progress in Lymphology. Thieme, Stuttgart 1967

Safar, P.: Advances in Cardiopulmonary Resuscitation. Springer, Berlin 1977

Saxton, H.M.: Renale Ausscheidung von Kontrastmitteln. In: Fuchs, W.A., Voegeli, E. (Hrsg.): Röntgendiagnostik der Niere, Bd. 3. Huber, Bern 1975

Schmitt, H.E.: Ascendierende Phlebographie bei tiefer Venenthrombose. Huber, Bern 1977

Schulze, B., Riester, P., Kaps, H.P., Blanke, D., Fees, K., Lenhard, G.: Complement mediated effects of triiodinated contrast media on coagulation, fibrinolysis, thrombocytes and erythrocytes. Arch. Pharmacol. Suppl. 294 (1976) R 2

Shehadi, W.H.: The risks involved in the use of contrast media in cholecystocholangiography. In: Zeitler, E.: Neue Aspekte des Kontrastmittelzwischenfalls. Schering, Berlin 1978, p. 91

Sovak, M., Ranganathan, R., Lang, J.H., Lasser, E.C.: Concepts in design of improved intravascular contrast agents. Ann. Radiol. (Paris) 21 (1978) 283

Stauch, M.: Kreislaufstillstand und Wiederbelebung. Thieme, Stuttgart, 4. Aufl., 1977

Stephenson, H.E.: Evidence for vago-vagal reflex. Resuscitation 1 (1972) 73

Stephenson, H.E.: Yes, Virginia there is a vago-vagal reflex. Chest 64 (1973) 3

Thompson, E.B., Lippman, M.E.: Mechanism of action of glucocorticoids. Metabolism 23 (1974) 159

Till, G., Rother, U., Gemsa, D., Gerhardt, P.: Aktivierung des Komplementsystems bei Zwischenfällen nach Kontrastmittelinjektionen. Verh. Dtsch. Ges. inn. Med. 83 (1977) 1589

Vesell, E.S. (Ed.): Drug metabolism in man. New York Acad. Sci. 179 (1971)

Viner, N.A., Rhamy, R.K.: Anaphylaxis manifested by hypotension alone. J. Urol. (Baltimore) 113 (1975) 108

Waes, van, P.F.G.M.: High dose urography in oliguric and anuric patients. Excerpta Medica, Amsterdam 1972

Weck, de, L.: Allergische Reaktionen vom Soforttyp. Schweiz. med. Wschr. 110 (1980) 175

Weigen, J.F., Sydney, F.T.: Complications of Diagnostic Radiology. Thomas, Springfield 1973

Welin, S., Welin, G.: Die Doppelkontrastuntersuchung des Dickdarms. Thieme, Stuttgart 1980

Wellauer, J.: Die Myelographie mit positiven Kontrastmitteln. Thieme, Stuttgart 1961

Wenz, W., Beduhn, D.: Extremitätenarteriographie. Springer, Berlin 1976

Zeitler, E.: Die Gefäßthrombosen nach Katheterangiographie. Häufigkeit, Ursachen, Erkennung, Verhütung, Therapie. Huber, Bern 1970

Zeitler, E.: Aortografie. Komplikationen bei der Angiografie, ihre Verhütung und Behandlung. In: Heberer, G., Rau, G., Schoop, W. (Hrsg.): Angiologie, Grundlagen, Klinik und Praxis. Thieme, Stuttgart 1974

Zeitler, E.: Neue Aspekte des Kontrastmittel-Zwischenfalls. Symposium Berlin, 14. Nov. 1977. Schering, Berlin 1978

Zimmer, E.A., Brossy, M.: Lehrbuch der röntgendiagnostischen Technik. Springer, Berlin, 2. Aufl., 1974

II. Weiterführende Literatur

Adams, D.F., Fraser, D.B., Abrams, H.L.: The complications of coronary arteriography. Circulation 48 (1973) 609

Adams, D.F., Abrams, H.L.: Complications of coronary arteriography: A follow up report. Cardiovasc. Radiol. 2 (1979) 89

Afonso, E.: On the electrophoresis of proteins on cellulose acetate membranes. Clin. Chim. Acta 6 (1961) 883

Ahlgren, P.: Amipaque myelography. The side effects compared with Dimer-X. Neuroradiology 9 (1975) 197

Ahlgren, P.: Amipaque myelography without late adhesive arachnoid changes. Neuroradiology 14 (1978) 231

Ahlgren, P.: Early and late side effects of water-soluble contrast media for myelography and cisternography: A short review. Invest. Radiol. 15 (1980) 264

Albrechtsson, U., Olsson, C.G.: Thrombotic side effects of lower limb-phlebography. Lancet 1976/II, 723

Albrechtsson, U., Olsson, C.G.: Thrombosis after phlebography: A comparison of two contrast media. Cardiovasc. Radiol. 2 (1979) 9

Alexander, R.D., Berkes, S.L., Abuelo, J.G.: Contrast media-induced oliguric renal failure. Arch. Intern. Med. 138 (1978) 381

Alfidi, R.J., Laval-Jeantet, M.: AG 60.99: A promising contrast agent for computed tomography of the liver and spleen. Radiology 121 (1976) 491

Almén, T.: Some aspects on the synthesis of water-soluble contrast agents of low osmolality. J. Theor. Biol. 24 (1969) 216

Almén, T.: Toxicity of radiocontrast agents. In: Knoefel, P.K. (Ed.): Radiocontrast Agents, Vol. II. Pergamon Press, Oxford 1971, p. 443

Almén, T., Aspelin, P., Levin, B.: Effect of ionic and non-ionic contrast medium on aortic and pulmonary arterial pressure. Invest. Radiol. 10 (1975) 519

Almén, T., Aspelin, P.: Cardiovascular effects of ionic monomeric and ionic dimeric and non-ionic contrast media. Effects in animals on myocardial contractile force, pulmonary and aortic blood pressure and aortic endothelium. Invest. Radiol. 10 (1975) 557

Almén, T., Boijsen, E., Lindell, S.E.: Metrizamide in angiography. 1. Femoral angiography. Acta Radiol. Diagn. (Stockh.) 18 (1977) 33

Almén, T.: Angiography with metrizamide. Animal experiments and preliminary clinical experiences. Acta Radiol. (Stockh.) Suppl. 355 (1977) 419

Alyea, E.P., Haines, C.E.: Intradermal test for sensitivity to iodopyracet injection or „Diodrast". J. Amer. med. Ass. 135 (1947) 25

Amberg, J.R., Thompson, W.M., Goldberger, L., Williamson, S., Alexander, R., Bates M.: Factors in the intestinal absorption of oral cholecystopaques, Invest. Radiol. 15 (1980) 136

Ambrose, J.: Computerized transverse axial scanning (tomography): Part 2. Clinical application. Brit. J. Radiol. 46 (1973) 1023

Amundsen, P.: Metrizamide in cervical myelography. Acta Radiol. (Stockh.) Suppl. 355 (1977) 85

Andel, van, G.J.: Arterial occlusion following angiography. Brit. J. Radiol. 53 (1980) 747

Anderson, W., Harthill, J.E., James, W.B., Montgomery, D.: Barium sulphate in double contrast radiology: Electrical properties. J. Pharm. Pharmacol. 30 (1978) 77P

Anderson, W., Harthill, J.E., James, W.B., Montgomery, D.: Function of size heterogeneity in barium sulphate used as a radiocontrast medium. J. Pharm. Pharmacol. 31 (1979) 54P

Anderson, W., Harthill, J.E., James, W.B., Montgomery, D.: Areae gastricae. Amer. J. Roentgenol. 134 (1980) 210

Anderson, W., Harthill, J.E., James, W.B., Montgomery, D.: Barium sulphate preparations for use in double contrast examination of the upper gastrointestinal tract. Brit. J. Radiol. 53 (1980) 1150

Ansari, Z., Baldwin, D.S.: Acute renal failure due to radio-contrast agents. Nephron 17 (1976) 28

Ansell, G.: Adverse reactions to contrast agents. Scope of problem. Invest. Radiol. 5 (1970) 374

Ansell, G.: Fatal overdose of contrast medium in infants. Brit. J. Radiol. 43 (1970) 395

Appel, A., Heinrich, M., Brettel, H.-F.: Rectumverletzungen bei Bariumkontrasteinläufen. Chirurg 46 (1975) 331

Appel, A., Heinrich, M., Kollath, J.: Perforationszwischenfälle beim Kolonkontrasteinlauf und ihre Behandlung. Internist. prax. (München) 17 (1977) 621

Archer, F.H., Freeman, A.H.: A case of non-fatal intravasation of barium during barium enema. Brit. J. Radiol. 54 (1981) 69

Archer, V.W., Harris, I.D.: An ocular test for sensitivity to Diodrast prior to intravenous urography. Amer. J. Roentgenol. 48 (1942) 763

Arkless, R.: The normal kidney's reaction to intravenous pyelography. Amer. J. Roentgenol. 107 (1969) 746

Arroyave, C.M., Bhat, N.K., Crown, R.: Activation of the alternative pathway of the complement system by radiographic contrast media. J. Immunol. 117 (1976) 1866

Arroyave, C.M., Tan, E.M.: Mechanism of complement activation by radiographic contrast media. Clin. exp. Immunol. 29 (1977) 89

Arroyave, C.M.: An in vitro assay for radiographic contrast media idiosyncrasy. Invest. Radiol. 15 (1980) 21

Aspelin, P., Almèn, T.: Studies on the acute toxicity of ionic and non-ionic contrast media following rapid intravenous injection. An experimental study in mice. Invest. Radiol. 11 (1976) 309

Aspelin, P., Schmid-Schönbein, H.: Effect of ionic and non-ionic contrast media on red cell aggregation in vitro. Acta Radiol. Diagn. (Stockh.) 19 (1978) 766

Aspelin, P.: Effect of ionic and non-ionic contrast media on whole blood viscosity, plasma viscosity and hematocrit in vitro. Acta Radiol. Diagn. (Stockh.) 19 (1978) 977

Aspelin, P.: Effect of ionic and non-ionic contrast media on red cell deformability in vitro. Acta Radiol. (Stockh.) 20 (1979) 1

Ausman, J.I., Young, R., Owens, G.: Radiopaque dyes and other agents in the production of endothelial damage. J. Surg. Res. 4 (1964) 349

Axelrod, L.: Glucocorticoid therapy. Medicine 55 (1976) 39

Azelvandre, F., Oiknine, C.: Effet Fahraeus et effet Fahraeus-Lindqvist: Résultats expérimentaux et modèles théoriques. Biorheology 13 (1976) 325

Bahlmann, J., Holsten, D.: Beziehungen zwischen röntgenologischer Darstellung und Kontrastmittelausscheidung bei Infusionsurographie und unterschiedlicher Nierenfunktion. Fortschr. Röntgenstr. 120 (1974) 686

Bahls, G.: Beitrag zur Rektumverletzung durch Kontrastmitteleinlauf mit schwerwiegenden Dauerfolgen. Chirurg 40 (1970) 522

Banner, M.P., Bleshman, M.H., Speckman, J.M.: Persistent gallbladder opacification after iopanoic acid cholecystography: Diagnostic implications for acalculous cholecystitis. Amer. J. Roentgenol. 132 (1979) 51

Bauer, K., Tragl, K.H., Bauer, G., Vycudilik, W., Höcker, P.: Intravasale Denaturierung von Plasmaproteinen bei einer IgM-Paraproteinämie, ausgelöst durch ein intravenös verabreichtes lebergängiges Röntgenkontrastmittel. Wien. klin. Wschr. 86 (1974) 766

Bauer, K., Deutsch, E.: Antikörper-ähnliche Aktivität von monoklonalem IgM-Paraprotein gegen Röntgenkontrastmittel, die 3-Amino-2,4,6,-trijod-benzoesäure-Gruppen enthalten. Verh. Dtsch. Ges. inn. Med. 81 (1975) 1224

Bauer, K., Tragl, K.H., Deutsch, E.: In: Deutsch, E., Moser, K., Rainer, H., Stacher, A. (Eds.): Molecular Base of Malignancy. Thieme, Stuttgart 1976, p. 167

Bauer, K.: Antigen-antibody like reaction of ioglycamide with an IgM paraprotein in vivo and in vitro. Schering, Berlin 1978, p. 71

Baxter, J.D., Forsham, P.H.: Tissue effects of glucocorticoids. Amer. J. Med. 53 (1972) 573

Bayer, H.-P., Bühler, F., Ostermeyer, J.: Zur Verteilung interstitiell und parenteral applizierten Bariumsulfates im Organismus. Z. Rechtsmed. 74 (1974) 207

Beaven, M.A., Jacobsen, S., Horakova, L.: Modification of the enzymatic isotopic assay of histamine and its application to measurement of histamine in tissues, serum and urine. Clin. Chim. Acta 47 (1972) 91

Bell, G.D., McMullin, J., Oliver, J., McAlister, J.: A simple spectrophotometric method for measuring biliary ioglycamide (Biligram) concentration. Brit. J. Radiol. 51 (1978) 17

Bennes, G.T., Glazer, M.: Urographic contrast agents. Comparison of sodium and methylglucamine salts of iothalamate monomer and dimer. Clin. Radiol. (Edinb.) 24 (1973) 445

Berk, R.N., Loeb, P.M.: Pharmacology and physiology of the biliary radiographic contrast media. Semin. Roentgenol. 11 (1976) 147

Berk, R.N., Loeb, P.M., Cobo-Frenkel, A., Barnhart, J.L.: Saturation kinetics of iodoxamate and iodipamide. Radiology 119 (1976) 529

Berk, R.N., Loeb, P.M., Cobo-Frenkel, A., Barnhart, J.L.: The biliary and urinary excretion of iopanoic-acid: Pharmakokinetics, influence of bile salts and choleretic effect. Radiology 120 (1976) 41

Berk, R.N., Loeb, P.M., Ellzey, B.A.: Contrast materials for intravenous cholangiography. In: Miller, R.E., Scucas, T.: Radiographic Contrast Materials. Univ. Park Press, Baltimore 1977

Berk, R.N., Leopold, G.R.: The present status of imaging of the gallbladder. Invest. Radiol. 13 (1978) 477

Berlyne, N., Berlyne, G.M.: Acute renal failure following intravenous pyelography with Hypaque. Acta Med. Scand. 171 (1962) 39

Berman, C.Z., Jacobs, M.G., Bernstein, A.: Hazards of barium enema examination as studied by electrocardiographic telemetry. Preliminary report. J. Amer. Ger. Soc. 13 (1965) 672

Berner, A., Johansen, J.G.: Histologic effects of Amipaque (metrizamide) and various contrast media on mouse peritoneum. Invest. Radiol. 13 (1978) 161

Bernstein, E.F.: The respiratory factor in angiographic media toxicity. Radiology 84 (1965) 670

Bettmann, M.A., Paulin, S.: Leg phlebography: The incidence, nature and modification of undesirable side effects. Radiology 122 (1977) 101

Bhat, K.N., Arroyave, C.M., Crown, R.: Reaction to radiographic contrast agents; new developments in etiology. Ann. Allergy 37 (1976) 169

Bianco, A., Gibb, F.R., Kiepper, R.W., Landman, S., Morrow, P.E.: Studies of tantalum dust in the lungs. Radiology 112 (1974) 549

Bilbao, M.K., Dotter, C.T., Lee, T.G., Katon, R.M.: Complications of endoscopic retrograde cholangiopancreatography (ERCP). A study of 10,000 cases. Gastroenterology 70 (1976) 314

Bjoerk, L.: The effect of cardiac catheterization and angiography on the coagulation activity of the blood. Amer. J. Roentgenol. 104 (1968) 458

Blaschke, T.F., Melmon, K.L.: Klinische Bedeutung der pharmakologischen Wirkungen von Röntgenkontrastmitteln. Internist 15 (1974) 439

Blum, M., Weinberg, U., Shenkman, L., Hollander, C.S.: Hyperthyroidism after iodinated contrast medium. New Engl. J. Med. 291 (1974) 24

Blum, M., Kranjac, T., Park, C.M., Engleman, R.M.: Thyroid storm after cardiac angiography with iodinated contrast medium – Occurrence in a patient with a previously euthyroid autonomous nodule of thyroid. J. Amer. med. Ass. 235 (1976) 2324

Blythe, W.B., Woods, J.W.: Acute renal insufficiency after ingestion of gallbladder dye: Report of case. New Engl. J. Med. 264 (1961) 1045

Bokisch, V.A., Müller-Eberhard, H.J., Chochrane, C.G.: Isolation of a fragment (C3a) of the third component of human complement containing anaphylatoxin and chemotactic activity and description of an anaphylatoxin inactivator of human serum. J. Exp. Med. 129 (1969) 1109

Bonati, F., Felder, E., Tirone, P.: Iopamidol: New preclinical and clinical data. Invest. Radiol. 15 (1980) 310

Bourassa, M.G., Noble, J.: Complication rate of coronary arteriography. Circulation 53 (1976) 106

Brasch, R.C., Caldwell, J.L., Fundenberg, H.H.: Antibodies to radiographic contrast agents. Indication and characterization of rabbit antibody. Invest. Radiol. 11 (1976) 1

Brasch, R.C., Caldwell, J.L.: The allergic theory of radiocontrast agent toxicity: Demonstration of antibody activity in sera of patients suffering major radiocontrast agent reactions. Invest. Radiol. 11 (1976) 347

Brasch, R.C.: Evidence supporting an antibody mediation of contrast media reactions. Invest. Radiol. 15 (1980) 29

Brauman, J., Brauman, H., van Camp, B., Mathieu, J.: Absence of in vitro effect of ioglycamide on blood proteins and paraproteins. Acta Radiol. Diagn. (Stockh.) 18 (1977) 715

Brown, R.C., Cohen, W.N.: Acute renal failure following intravenous cholangiography. South. Med. J. 66 (1973) 1142

Broy, H.: Die Querschnittslähmung, eine fatale angiographische Komplikation. Kasuistik und Übersicht. Fortschr. Röntgenstr. 114 (1971) 353

Brun, B., Egeblad, M.: Metrizamide in pediatric urography. 15th Ann. Meeting Europ. Soc. Ped. Radiol., Brussels, 22. April 1978

Bruna, J., Brunova, E., Bartek, R.: Zur Hepatotoxizität der hepatotropen Kontrastmittel. Rad. Diagn. 5 (1976) 695

Brutschin, P., Vock, P., Fuchs, W.A.: Die klinische Prüfung kardiovaskulärer Reaktionen auf nephrotrope Kontrastmittel unter Anwendung der Impedanz-Methode. Fortschr. Röntgenstr. 125 (1976) 365

Burgener, F.A., Fischer, H.W.: Die urikosurische Wirkung von Bilopaque. Fortschr. Röntgenstr. 117 (1972) 685

Burgener, F.A., Fischer, H.W.: Nephrotoxicity of sodium iopanoate in hydrated and dehydrated dogs. Invest. Radiol. 13 (1978) 247

Burgener, F.A., Fischer, H.W.: Zur intravenösen Cholangiographie bei Hyperbilirubinämie. Fortschr. Röntgenstr. 130 (1979) 49

Burt, C.A.V.: Pneumatic rupture of intestinal canal with experimental data showing mechanism of perforation and pressure required. Arch. Surg. 22 (1931) 875

Canales, C.O., Smith, G.H. et al.: Acute renal failure after the administration of iopanoic acid as an oral cholecystographic agent. New Engl. J. Med. 281 (1969) 89

Canigiani, G., Deimer, E., Wolf, G.: Über die Injektionszeiten und die Verträglichkeit verschiedener Kontrastmittel bei urographischen und angiographischen Untersuchungen. Röntgenpraxis 27 (1974) 273

Carrera, G.F., Haughton, V.M., Syvertsen, A. et al.: Computed tomography of the lumbar facet joints. Radiology 134 (1980a) 145

Carrera, G.F., Williams, A.L., Haughton, V.M.: Computed tomography in sciatica. Radiology 137 (1980b) 433

Carvallo, A., Rakowski, T.A., Argy, W.P., Schreiner, G.E.: Acute renal failure following drip infusion pyelography. Amer. J. Med. 65 (1978) 38

Catalano, D.: Absence of in vitro and in vivo effects of intravenous contrast media on monoclonal gammapathies. Schering, Berlin 1978, p. 85

Cattell, W.R., Fry, I.K., Spencer, A.G., Purkiss, P.: Excretory urography. I. Factors determining excretion of Hypaque. Brit. J. Radiol. 40 (1967) 561, 572

Cattell, W.R., Fry, I.K., Lane, R., Tsay, J.L.: Comparison of the renal excretion of Hypaque 45 % and Urografin 60 %. Brit. J. Radiol. 43 (1970) 309

Cattell, W.R., Sensi, M., Ackrill, P. et al.: The functional basis for nephrographic patterns in acute tubular necrosis. Paper presented at the Contrast Media Symp., Colorado Springs 1979

Caulfield, J.B., Zir, L., Harthorne, J.W.: Blood calcium levels in the presence of angiographic contrast material. Circulation 52 (1975) 119

Chandra, R.: Preliminary studies on in vitro and in vivo effects of 50 % Hypaque on coagulation in man. Angiology 24 (1973) 199

Chien, S.: Biophysical behavior of red cells in suspension. In: Surgenor, D.McN. (Ed.): The Red Blood Cells. Academic Press, New York, 2nd Ed., 1975, Vol. 11, p. 1031

Chiu, C.L., Gambach, R.R.: Hypaque pulmonary edema. Radiology 111 (1974) 91

Classen, M., Ossenberg, F.W.: Moderne Gallenwegdiagnostik: endoskopisch-retrograde Cholangio-Pankreatikographie (ERCP) und Cholangioskopie. Med. Klin. 72 (1977) 684

Cochran, D.Q., Almond, C.H., Shucart, W.A.: An experimental study of the effects of barium and intestinal contents on the peritoneal cavity. Amer. J. Roentgenol. 89 (1963) 883

Cochrane, C.G., Müller-Eberhard, H.G.: The derivation of two distinct anaphylatoxin activities from the third and fifth components of human complement. J. Exp. Med. 127 (1968) 371

Coleman, W.P., Ochsner, S.F., Watson, B.E.: Allergic reactions in 10,000 consecutive intravenous urographies. South. Med. J. 57 (1964) 1401

Cooke, W.J., Berndt, W.O., Mudge, G.H.: Effects of phenobarbital and taurocholate on biliary excretion of iopanoate and iophenoxate in the rat. J. Pharmacol. Exp. Ther. 187 (1973) 158

Cove, J.K., Snyder, R.N.: Fatal barium intravasation during barium enema. Radiology 112 (1974) 9

Craft, I.L., Swales, J.D.: Renal failure after cholangiography. Brit. Med. J. 1967/2, 736

Cramer, B.M., Hegedüs, V.: Relationship between renal lymph flow and changes in kidney size during urography. Invest. Radiol. 12 (1977) 251

Credle, W.J., Smiddy, J.F., Elliot, R.C.: Complications of fiberoptic bronchoscopy. Amer. Rev. Resp. Dis. 109 (1974) 67

Dahl, S.G., Linaker, O., Mallbye, A., Sveen, K.: Influence of the cation on the side-effects of urographic contrast media. Acta Radiol. Diagn. (Stockh.) 17 (1976) 461

Da Silva, O., Stadalnik, R.C., Davies, R., Vera, Z.: Electrocardiographic effects of two types of contrast agents during intravenous urography using the bolus and infusion. Clin. Res. 23 (1975) 178

Davies, P., Roberts, M.B., Roylance, J.: Acute reactions to urographic contrast media. Brit. Med. J. 1975/2, 434

Davis, K., Kennedy, J.V., Kemp, H.G.: Complications of coronary arteriography. Circulation 59 (1979) 1105

Dean, P.B.: The influence of concentration and dose upon the extravascular distribution of intra-arterially injected meglumine diatrizoate. Fortschr. Röntgenstr. 127 (1977) 63

Dean, P.B., Kormano, M.: Intravenous bolus of 125-I-labeled meglumine diatrizoate. Early extravascular distribution. Acta Radiol. Diagn. (Stockh.) 18 (1977) 293

Dean, P.B.: Fetal uptake of an intravascular radiologic contrast medium. Fortschr. Röntgenstr. 127 (1977) 267

Dean, P.B., Violante, M.R., Mahoney, J.A.: Hepatic computer-tomography contrast enhancement: Effect of dose, duration of infusion, and time elapsed following infusion. Invest. Radiol. 15 (1980) 158

Dean, P.B., Kivisaari, L., Kormano, M.: Contrast enhancement pharmakokinetics in experimental pancreatitis, diabetes and subcutaneous granuloma. Acta Radiol. Diagn. (Stockh.) 21 (1980) 407

Dilenge, D., Ramee, A.: Les complications en angiographie carotidienne. Neurochirurgia (Stuttgart) 9 (1966) 138

Dixon, G.D., Ferris, D.O., Hodgson, J.R.: Unusual complication of barium studies. Report of a case of adherent cecal barolith. Amer. J. Roentgenol. 99 (1967) 106

Dobbing, J.: The development of the blood-brain barrier. Prog. Brain Res. 29 (1968) 417

Dodds, W.J.: Letter to the Editor: Roentgenographic examination of the colon: Relevant questions. Invest. Radiol. 7 (1972) 63

Dodds, W.J., Stewart, E.T., Nelson, J.A.: Rectal balloon catheters and the barium enema examination. Gastrointest. Radiol. 5 (1980) 277

Dolan, L.P.: Allergic death due to intravenous use of Diodrast. Suggestions for possible prevention. J. Amer. med. Ass. 114 (1940) 138

Dolan, P.A.: Lymphography: Complications. Radiology 86 (1966) 876

Dominok, G.: Die histologischen Veränderungen menschlicher Lymphknoten nach Lymphographien. Virchows Arch. path. Anat. 338 (1964) 143

Doran, J., Clifford, K., Martin, B., Knapp, D.R., Bell, G.D.: Drip infusion cholangiography using iotroxamide. Double blind comparison with ioglycamide. Brit. J. Radiol. 53 (1980) 654

Dorph, S., Hegedüs, V., Palbøl, J.: Kidney distension during intravenous urography in normal rats and in rats with artificial unilateral renal artery stenosis. Brit. J. Radiol. 52 (1979) 461

Doyle, F.H., Sherwood, T., Steiner, R.E., Breckenridge, A., Dollery, C.T.: Large-dose urography. Is there an optimum dose? Lancet 1967/II, 965

Dudzinski, P.J., Petrone, A.F., Persoff, M., Callaghan, E.E.: Acute renal failure following high dose excretory urography in dehydrated patients. J. Urol. (Baltimore) 106 (1971) 619

Duggan, F.J., Rohner, T.J.: Acute renal insufficiency following oral cholecystography. J. Urol. (Baltimore) 109 (1973) 156

Eastwood, G.L.: ECG abnormalities associated with the barium enema. J. Amer. med. Ass. 219 (1972) 719

Efsen, F.: Spinal cord lesion as a complication of abdominal aortography. Acta Radiol. Diagn. (Stockh.) 4 (1966) 47

Eisenberg, R.L., Hedgcock, M.W., Shanser, J.D., Brenner, R.J., Gedgaudas, R.K., Marks, W.M.: Iodine absorption from the gastrointestinal tract during Hypaque-enema examination. Radiology 133 (1979) 597

Eldevik, O.P., Haughton, V.M., Ho, K.C., Williams, A.L., Unger, G.F., Larson, S.J.: Ineffectiveness of prophylactic intrahecal methylprednisolone in myelography with aqueous media. Radiology 129 (1978) 163

Elias, E., Hamlyn, A.N., Jain, S. et al.: A randomized trial of percutaneous transhepatic cholangiography versus endoscopic retrograde cholangiography for bile duct visualization in cholestatis. Gastroenterology 71 (1976) 439

Elke, M.: Herzstillstand und Wiederbelebung in einer Röntgenabteilung. Radiologe 5 (1965) 194

Elke, M.: Vergleichende Versuche mit neuen Applikationsarten von Lipiodol-UF und 20%iger Lipiodol-Emulsion beim Tier. Radiol. diagn. (Berlin) 13 (1972) 690

Elke, M.: Malignomverschleppung durch Lymphangiographie? Dtsch. med. Wschr. 97 (1972) 1319

Engeset, A.: Irradiation of lymph nodes and vessels. Acta Radiol. (Stockh.) Suppl. 229 (1964)

Engeset, A.: Lymphangiographic and functional alterations following local irradiation of lymph nodes in the rat. In: Rüttimann, A.: Progress in Lymphology. Thieme, Stuttgart 1967, p. 228

Evill, C.A., Benness, G.T.: Solute excretion during intravenous urography. Invest. Radiol. 10 (1975) 552

Evill, C.A., Benness, G.T.: Urographic excretion studies with metrizamide and dimer. Invest. Radiol. 12 (1977) 169

Fairhurst, B.J., Naqvi, N.: Hyperthyroidism after cholecystography. Brit. med. J. 1975/3, 630

Feld, G.K., Loeb, P.M., Berk, R.N., et al.: The choleretic effect of iodipamide. J. clin. Invest. 55 (1975) 528

Felder, E., Pitré, D., Fumagalli, L., Lorenzotti, E.: Contrast media. Synthesis and investigation of structureactivity relationships of new hexaiodenates radiopaques. Farmaco 28 (1973) 912

Felder, E., Pitré, D., Tirone, P.: Radiopaque contrast media. Preclinical studies with a new non-ionic contrast agent. Farmaco 32 (1977) 835

Feldman, H.A., Goldfarb, S., McCurdy, D.K.: Recurrent radiographic dye-induced acute renal failure. J. Amer. med. Ass. 229 (1974) 72

Field, J.B.: Angiography, acute renal failure, and decreased insulin requirements in diabetes mellitus. Arch. Intern. Med. 138 (1978) 354

Figdor, P.P., Todoroff, K., Wiltsche, H.: Akutes Nierenversagen bei Dysglobulinämien (multiples Myelom und Amyloidose). Urol. int. 22 (1967) 390

Fink, D.W., Boyden, F.M.: Gas in the portal vein. Radiology 87 (1966) 741

Fink, H.E., Roeningk, W.J., Wilson, G.P.: Experimental investigation of nephrotoxic effects of oral cholecystographic agents. Amer. J. Med. Sci. 247 (1964) 201

Finster, M., Mark, L.C.: Placental transfer of drugs and their distribution in fetal tissue. In: Brodie, B.B., Gillette, J.R., Ackerman, H.S. (Eds.): Handbook of Experimental Pharmacology, Vol. XXVIII/1. Springer, Berlin 1971, p. 276

Fischer, H.W.: Contrast media for angiography. Med. Progr. Technol. 1 (1972) 131

Fischer, H.W., Doust, V.L.: An evaluation of pretesting in the problem of serious and fatal reactions to excretory urography. Radiology 103 (1972) 497

Fischer, H.W., Barbaric, Z.L., Violante, M.R., Stein, G., Shapiro, M.E.: Jothalamate ethyl ester as a hepatolineographic agent. Invest. Radiol. 12 (1977) 96

Fischer, H.W., Morris, T.W., King, A.N., Harnish, P.P.: Deleterious synergism of a cardiac glycoside and sodium diatrizoate. Invest. Radiol. 13 (1978) 340

Fischer, H.W., Thomson, K.R.: Contrast media in coronary arteriography. Amer. Vasc. Radiol. 13 (19-78) 450

Folin, J.: Complications of percutaneous femoral catheterization for renal angiography. Radiologe 8 (1968) 190

Fork, F.-Th.: Report to the Swedish Department of Health, Education and Welfare on two patients with serious adverse reactions after infusion of 40 ml ioglycamide acid (Bilivistan). 1977

Fork, F.-Th., Ekberg, O.: Ioglycamide acid (Bilivistan) low-dose drip-infusion cholangiography. Brit. J. Radiol. 53 (1980) 770

Fraimow, W., Wallace, S., Lewis, P., Greening, R.T., Catchcart, R.T.: Changes in pulmonary function due to lymphography. Radiology 85 (1965) 231

Fraser, G.M., Cruikshank, J.G., Sumerling, M.D., Buist, T.A.S.: Percutaneous transhepatic cholangiography with the Chiba needle. Clin. Radiol. (Edinb.) 29 (1978) 101

Friedman, P.J., Tisi, G.M.: Alveolarization of tantalum powder in experimental bronchography and the clearance of inhaled particles from the lung. Radiology 104 (1972) 523

Frock, Le, J., Ellis, C.A., Klainer, A.S., Weinstein, L.: Transient bacteremia associated with barium enema. Arch. Intern. Med. 135 (1975) 835

Frommhold, W.: Die statistische Frequenz von Zwischenfällen bei Verwendung jodierter intravenöser Kontrastmittel. Röntgenblätter 7 (1968) 329

Frühmorgen, P.: Complications of diagnostic and therapeutic colonoscopy in the Federal Republic of Germany — Results of an inquiry. Paper pres. IIe Symposium International d'Endoscopie Digestive, Paris 1978

Fuchs, W.A., Preisig, R.: Prolonged drip-infusion cholangiography. Brit. J. Radiol. 48 (1975) 539

Fujita, T., Iwasa, J., Hansch, C.: New substituent constant, II, derived from partition coefficients. J. Amer. Chem. Soc. 86 (1964) 5175

Gallitano, A.L., Kondi, E.S., Philips, E. et al.: Near-fatal hemorrhage following gastrografin studies. Radiology 118 (1976) 35

Ganeval, D., Grunfeld, J.P.: Renal complications of biliary opacifications. J. Radiol. Electrol. Med. Nucl. 56 (1975) 616

Gardiner, H., Miller, R.E.: Barium peritonitis. Amer. J. Surg. 125 (1973) 350

Gates, D.F., Ceccarelli, F.E.: Benadryl and the JVP reaction. J. Urol. (Baltimore) 108 (1972) 627

Gaudet, M., Cortet, P., Rifle, G., Villand, J.: L'insuffisance rénale aigue après cholécystographie orale. Revue générale à propos de deux observations. Rev. Fr. Gastro-Enterol. 102 (1974) 47

Gelfand, D.W.: High density, low viscosity barium for fine mucosal detail on double-contrast upper gastrointestinal examinations. Amer. J. Roentgenol. 130 (1978) 831

Gillette, J.R.: The importance of tissue distribution in pharmacokinetics. J. Pharmacokinet. Biopharm. 1 (1973) 497

Gleysteen, J.J., Aldrete, J.S., Rutsky, E.A.: Cholegraphy-induced acute renal failure: Its relation to subsequent surgical therapy. South. Med. J. 69 (1976) 173

Goergen, T., Goldberger, L.E., Berk, R.N.: The combined use of oral cholecystopaque media and iodipamide. The effect on iodipamide and iodine excretion in the bile. Radiology 111 (1974) 543

Göthlin, J., Hallböök, T.: Skin necrosis following extravasal injection of contrast medium at phlebography. Radiologe 11 (1971) 161

Göthlin, J., Tranberg, K.G.: Complications of percutaneous trans-hepatic cholangiography (PTC). Amer. J. Roentgenol. 117 (1973) 426

Goldstein, H.M., Bookstein, J.J.: Biochemical evaluation of liver and pancreas following selective and subselective angiography. Radiology 111 (1974) 293

Gonsette, R.E., Andre-Balisaux, G.: La permeabilité des vaisseaux cerebraux. Etude systematique de la tolerance des capillaires cerebraux pour les produits de contraste utilisé en arteriographie. Acta Radiol. (Stockh.) Suppl. 270 (1967) 228

Gonsette, R.E.: Animal experiments and clinical experience in cerebral angiography with a new contrast agent (ioxaglic acid) with a low hyperosmolality. Ann. Radiol. (Paris) 21 (1978) 271

Gonsette, R.E., Delmotte, P.: In vivo activation of serum complement by contrast media: A clinical study. Invest. Radiol. 15 (1980) 26

Gooding, Ch.A., Berdon, W.E., Brodeur, A.E., Rowen, M.: Adverse reactions to intravenous pyelography in children. Amer. J. Roentgenol. 123 (1975) 802

Gospos, Ch., Freudenberg, N., Stephan, A.: Wirkung von Diatrizoat (Angiografin®) auf das Aortenendothel von Ratten. Fortschr. Röntgenstr. 133 (1980) 84

Gottlob, R.: Experimental principles of drug induced vascular lesions. Vasa 6 (1977) 334

Gough, J.H., Gough, M.H., Thomas, M.L.: Pulmonary complications following lymphography, with a note on technique. Brit. J. Radiol. 37 (1964) 416

Graham, E.A., Cole, W.H.: Roentgenologic examination of the gall bladder: New method utilizing intravenous injections of tetrabromophenolphthalein. J. Amer. Med. Ass. 82 (1924) 613

Grainger, R.G.: Renal toxicity of radiological contrast media. Brit. Med. Bull. 28 (1972) 191

Grainger, R.G.: A clinical trial of a new low osmolality contrast medium – Hexabrix. Brit. J. Radiol. 52 (1979) 781

Grainger, R.G.: Osmolality of intravascular radiological contrast media. Brit. J. Radiol. 53 (1980) 739

Grant, J.A., Dupree, E., Goldman, A.S., Schultz, D.R., Jackson, A.L.: Complement-mediated release of histamine from human leukocytes. J. Immunol. 114 (1975) 1101

Grech, P., Spitz, L.: Fetal complications of amniography. Brit. J. Radiol. 50 (1977) 110

Greenberger, P., Patterson, R., Kelly, J., Stevenson, D.D., Simon, R., Lieberman, P.: Administration of radiographic contrast media in high-risk patients. Invest. Radiol. 15 (1980) 40

Greene, N.M., Banchand, R.G.: Vagal component of the chronotropic response to baroreceptor stimulation in man. Amer. Heart J. 82 (1971) 22

Greganti, M.A., Flowers, W.M.: Acute pulmonary edema after the intravenous administration of contrast media. Radiology 132 (1979) 583

Grollmann, J.H., O'Reilly, R.J.: Intraarterial lidocine. Amer. J. Roentgenol. 129 (1977) 1138

Gross, M., Donald, H., Waterhouse, K.: Anuria following urography with meglumine diatrizoate (Renografin) in multiple myeloma. Radiology 90 (1968) 780

Guthaner, D.F., Silverman, J.F., Hayden, W.G., Wexler, L.: Intraarterial analgesia in peripheral arteriography. Amer. J. Roentgenol. 128 (1977) 737

Haber, K.: Changes in renal size as related to blood pressure during an idiosyncratic reaction to radiographic contrast. J. Urol. (Baltimore) 111 (1974) 288

Halpern, B., Ky, N.J., Amanche, N.: Diagnosis of drug allergy in vitro with the lymphocyte transformation test. J. Allergy 40 (1967) 168

Hammer, B.: Meningeale Spätveränderungen durch wasserlösliche Myelographiekontrastmittel. Fortschr. Röntgenstr. 126 (1977) 145

Hankins, W.D.: Human tolerance of iopanoic acid (Telepaque). Radiology 101 (1971) 434

Harbin, W.P., Mueller, P.R., Ferrucci, J.T.: Transhepatic cholangiography: Complications and use patterns of the fine-needle technique. Radiology 135 (1980) 15

Harboe, M., Fölling, I., Haugen, O.A., Bauer, K.: Sudden death caused by interaction between a macroglobulin and a divalent drug. Lancet 1976/II, 285

Harrow, R.B., Winslow, O.P.: Renal toxicity following oral cholecystography with oragrifin (iopodate calcium). Radiology 87 (1966)

Haskin, H., Pais, M.J., Haskin, P.H.: Complications of routine gastrointestinal x-ray examination. In: Clearfield, H.R., Dinoso, V.P. (Eds.): Gastrointestinal Emergencies. Grune & Stratton, New York 1976, p. 281

Hass, W.K., Fields, W.S. et al.: Joint study of extra-cranial arterial occlusion. II. Arteriography, techniques and complications. J.Amer.Med.Ass. 203 (1968) 961

Hatam, A., Bergström, M., Möller, A., Olivecrona, H.: Early contrast enhancement of acoustic neuroma. Neuroradiology 17 (1978) 31

Hayek, H.W., Will, D., Fleischhauer, G.: „Prophylaktische" Calciumgabe bei Ausscheidungsurographien im Säuglingsalter. Radiologe 17 (1977) 344

Hayek, H.W., Fleischhauer, G., Fehr, R.: Die Anwendung eines neuen renotropen Kontrastmittels (Rayvist) im Säuglingsalter unter besonderer Berücksichtigung des Magen-Stoffwechsels. Radiologe 19 (1979) 94

Hayman, L.A., Evans, R.A., Fahr, L.M., Hinck, V.C.: Renal consequences of rapid high dose contrast computertomography. Amer. J. Roentgenol. 134 (1980) 553

Heep, H., Abt, K., Strnad, R., Klemencic, J., Wegwitz, J.: Einfluß der Kontrastmittelmenge auf die Darstellungsqualität der Gallenblase und des Choledochus im Röntgenbild. Fortschr. Röntgenstr. 130 (1979) 420

Heideman, N., Jacobsson, B., Lindholm, N.: Activation of the complement system by water-soluble contrast media. Acta Radiol. Diagn. (Stockh.) 17 (1976) 733

Heinzel, F., Rösler, H., Rüttimann, A., Wirth, W.: Kinetische Untersuchungen nach intralymphatischer Applikation radioaktiver Substanzen. Radiologe 8 (1968) 154

Herman, P.G., Hessel, S.J.: The diagnostic accuracy and complications of closed lung biopsies. Radiology 125 (1977) 11

Herms, H.J., Witt, H., Hemsendorf, K.: Die Infusions-Cholegraphie. Fortschr. Röntgenstr. 111 (1969) 221

Herrero Mateo, L.M., Ros Die, E., Juma Mentado, C., Suarez Paneda, J.R.: Amaurosis transitoria después de angiografia cerebral. Radiologia (Madrid) 19 (1977) 61

Herrmann, J., Krüskemper, H.L.: Gefährdung von Patienten mit latenter und manifester Hyperthyreose durch jodhaltige Röntgenkontrastmittel und Medikamente. Dtsch. med. Wschr. 103 (1978) 1434

Herzog, R.J., Nelson, J.A., Staubus, A.E.: Saturation kinetics of iopanoate in dogs with an intact enterohepatic circulation before and after phenobarbital induction. Invest. Radiol. 11 (1976) 32

Herzog, R.J., Nelson, J.A.: The role of cholecystokinin in radiographic opacification of the gallbladder. Invest. Radiol. 11 (1976) 440

Hessel, S.J., Adams, D.F., Abrams, H.L.: Complications of angiography – A nationwide survey. RSNA 1976 172

Hessel, S.J., Adams, D.F., Abrams, H.L.: Complications of angiography. Radiology 138 (1981) 273

Heydenreich, G., Larsen, P.O.: Iododerma after high dose urography in an oliguric patient. Brit. J. Dermat. 97 (1977) 567

Higgins, C.B., Feld, G.K.: Direct chronotropic and dromotropic actions of contrast media: Ineffectiveness of atropine in the prevention of bradyarrhythmias and conduction disturbances. Radiology 121 (1976) 205

Higgins, C.B., Roeske, W.R., Karliner, J.S., O'Rourke, R., Berk, R.N.: Predictive factors and mechanism of arrhythmias and myocardial ischaemic changes in elderly patients during barium enema. Brit. J. Radiol. 49 (1976) 1023

Higgins, C.B.: Effects of contrast media on the conducting system of the heart. Radiology 124 (1977) 599

Higgins, C.B.: Effects of contrast materials on left ventricular function. Invest. Radiol. 15 (1980) 220

Hilal, S.K.: Hemodynamic changes associated with the intra-arterial injection of contrast media. Radiology 86 (1966) 615

Hilweg, D.: Tierexperimentelle Untersuchungen zur Verteilung und Ausscheidung eines intravenös injizierten gallengängigen Röntgenkontrastmittels (Joglycamat). Fortschr. Röntgenstr. 124 (1976) 320

Hindmarsh, T.: Elimination of water-soluble contrast media from the subarachnoid space. Acta Radiol. (Stockh.) Suppl. 346 (1975) 47

Hindmarsh, T.: Lumbar myelography with meglumine iocarmate and metrizamide. Acta Radiol. Diagn. (Stockh.) 16 (1975) 209

Hindmarsh, T., Grepe, A., Widen, L.: Metrizamide-phenothiazine interaction. Report of a case with seizures following myelography. Acta Radiol. Diagn. (Stockh.) 16 (1975) 129

Hindmarsh, T.: Myelography with the non-ionic, water-soluble contrast medium metriamide. Acta Radiol. Diagn. (Stockh.) 16 (1975) 417

Hockman, C.H., Livingston, K.E., Talesnik, J.: Cerebellar modulation of reflex vagal bradycardia. Brain Res. 23 (1970) 101

Hockman, C.H., Livingston, K.E.: Inhibition of reflex bradycardia by Diazepam. Neuropharmacology 10 (1971) 307

Hodel, C., Elke, M.: Vergleichende röntgenologische und histologische Befunde zur Kontrastmittelspeicherung nach Lymphographie. Fortschr. Röntgenstr. 107 (1967) 765

Holm, M., Prestholm, J.: Joxaglate, a new low osmolar contrast medium used in femoral angiography. Brit. J. Radiol. 52 (1979) 169

Hook, W.A., Siraganian, R.P., Wahl, S.M.: Complement-induced histamine release from human basophils. I. Generation of activity in human serum. J. Immunol. 114 (1975) 1185

Hoppe, J.O.: Some pharmacological aspects of radiopaque. Ann. N.Y. Acad. Sci. 78 (1959) 727

Huckman, M.S.: Clinical experience with the intravenous infusion of iodinated contrast material as an adjunct to computed tomography. Surg. Neurol. 4 (1975) 297

Huckman, M.S., Shenk, G.J., Neems, R.L., Tinor, T.: Transfemoral cerebral arteriography versus direct percutaneous carotid and brachial arteriography: Comparison and complication rates. Radiology 132 (1979) 93

Hueber, W.: Todesfälle nach Injektion jodhaltiger Kontrastmittel. Münch. med. Wschr. 37 (1942) 792

Huguet, J.F., Burelle, H., Courjaret, P., Clerissi, J.: Le risque en radiologie vasculaire. J. Radiol. Electrol. Med. Nucl. 60 (1979) 181

Hultborn, K.A.: Allergische Reaktionen bei Kontrastinjektionen für die Urographie. Acta Radiol. (Stockh.) 20 (1939) 263

Husband, J., Saxton, H.M.: Urinary excretion and patterns of protein binding of iodipamide (Biligrafin forte). Brit. J. Radiol. 51 (1978) 11

Imburg, D.J., Bourne, R.B.: Iodide mumps following excretory urography. J. Urol. (Baltimore) 108 (1972) 629

Irstam, L.: Side effects of water-soluble contrast media in lumbar myelography. Acta Radiol. Diagn. (Stockh.) 14 (1973) 647

Irstam, L., Sellden, U.: Adverse effects of lumbar myelography with Amipaque and Dimer-X. Acta Radiol. Diagn. (Stockh.) 17 (1976) 145

Issacs, I., Nissen, R., Epstein, B.S.: Liver abscess resulting from barium enema in case of chronic ulcerative colitis. N.Y. J. Med. 50 (1950) 332

Jannone, L.A.: Protamine-renografin chemical embolus. Amer. Heart J. 90 (1975) 678

Janower, M.L., Hannon, M.A.: Skin reactions with iocetamic acid. Radiology 118 (1976) 301

Jensen, N., Dorph, J.: Adverse reactions to urographic contrast media. Rapid versus slow injection rate. Brit. J. Radiol. 53 (1980) 659

Joffe, H., Wachowski, T.J.: Relation of density of cholecystographic shadows on the gallbladder to the iodine content. Radiology 38 (1942) 43

Judkins, M.P.: Percutaneous transfemoral selective coronary arteriography. Radiol. Clin. N. Am. 6 (1968) 467

Kamdar, A., Weidmann, P., Makoff, D.L. et al.: Acute renal failure following intravenous use of radiographic contrast dyes in patients with diabetes mellitus. Diabetes 26 (1977) 643

Kapdi, C.C.: Lymphography without the use of vital dyes. Radiology 133 (1979) 795

Kassner, E.G., Elguezabal, A., Pochaczevsky, R.: Death during intravenous urography, overdosage syndrome in young infants. N.Y. St. J. Med. 73 (1973) 1958

Katzberg, R.W., Schabel, S.J.: Bilaterally small kidneys in shock. J. Amer. med. Ass. 235 (1976) 2213

Kelly, J.F., Patterson, R.: A complication of skin testing with iodinated radiographic contrast medium. Radiology 110 (1974) 353

Kelly, J.F., Patterson, R., Lieberman, P., Mathison, D., Stevenson, D.D.: Radiographic contrast media studies in high risk patients. J. Allergy Clin. Immunol. 62 (1978) 181

Kemp Harper, R.A., Pemberton, J., Tobias, J.S.: Serial liver function studies following barium enemas containing 1 % tannic acid. Clin. Radiol. (Edinb.) 24 (1973) 315

Kerp, L., Kasemir, H., Aust, D., Zahradnik, H., Leu, P., Weissleder, H.: Intrakutane Vortestung und gezielte Prophylaxe der Nebenwirkungen von intravenös angewendeten Röntgenkontrastmitteln. Dtsch. med. Wschr. 95 (1970) 197

Kessler, R.E., Falkenstein, D.B., Clemett, A.R., Zimmon, D.S.: Indications, clinical value and complications of endoscopic retrograde cholangiopancreatography. Surg. Gynec. Obstet. 142 (1976) 865

Kilian, J.: Die Notfalltherapie des anaphylaktischen Schocks. Notfallmedizin 3 (1977) 138

Kirkpatrick, J.B.: The blood-brain barrier: Its role in contrast studies. Comput. Tomogr. 2 (1978) 189

Kirschner, H., Kremp, A., Poppe, H.: Vergleich der Häufigkeit von Nebenwirkungen zwischen der zweiphasigen Bolusperfusor- und der einphasigen Bolusinjektion eines Röntgenkontrastmittels in der kranialen Computertomographie. Fortschr. Röntgenstr. 133 (1980) 119

Kleinknecht, D., Deloux, J., Homberg, J.C.: Acute renal failure after intravenous urography: Detection of antibodies against contrast media. Clin. Nephrol. 2 (1974) 116

Klumair, J., Pflanzer, K.: Der Einfluß oraler Antidiabetika (Sulfonylharnstoffe) auf die Ausscheidung intravenöser Gallenkontrastmittel. Fortschr. Röntgenstr. 126 (1977) 66

Knoefel, P.K., Huang, K.C.: The biochemorphology of renal tubular transport: Iodinated benzoic acids. J. Pharm. Exp. Ther. 117 (1956) 307

Knoefel, P.K.: Binding of iodinated radiocontrast agents to the plasma proteins. In: International Encyclopedia of Pharmacology and Therapeutics. Sect. 76, I: Radiocontrast agents. Pergamon Press, Oxford 1971

Koehler, P.R., Wayne, A.S., Meyers, M.S., Skelly, J.F., Schafjer, B.: Body distribution of ethiodol following lymphangiography. Radiology 82 (1964) 866

Koehler, P.R.: Complications of lymphography. Lymphology 1 (1968) 116

Koehler, P.R., McWilliams, J.O., Studer, R., Potchen, E.J.: Further studies in lymphokinetic considerations of lymphography and intralymphatic therapy. Radiology 95 (1970) 399

Koehler, P.R.: Complications of lymphography. In: Mayall, R.C., Witte, M.H. (Eds.): Progress in Lymphology. Plenum Press, New York 1977, p. 209

Köhler, R., Edgren, J.: Gallbladder filling by urographic sodium metrizoate. Acta Radiol. Diagn. (Stockh.) 12 (1972) 184

Köhnlein, H.E., Weller, S., Vogel, W., Nobel, J.: Erste Hilfe, Thieme, Stuttgart, 4. Aufl., 1975

Kölling, K., Hoenle, R., Korsten, F.W.: Beitrag zur Nebenwirkungsrate hepatotroper Kontrastmittel. Klinische Vergleichsuntersuchung von Jodoxamat (Endomirabil) und Joglykamid (Bilivistan). Radiologe 17 (1977) 70

Kohri, K., Miyoshi, S., Nagahara, A., Ohtani, M.: Bilateral parotid enlargement („iodide mumps") following excretory urography. Radiology 122 (1977) 654

Kormano, M., Haerkoenen, M.: Inhibition of human blood cholinesterase activity by some contrast media. Invest. Radiol. 8 (1973) 68

Kormano, M., Dean, P.B., Kivisaari, L.: Experimental studies on tissue identification with contrast enhancement kinetics. In: Gerhardt, P., van Kaick, G. (Eds.): Total Body Tomography. Thieme, Stuttgart 1979, p. 115

110   Literatur

Kramer, R.A., Janetos, G.P., Perlstein, G.: An approach to contrast enhancement in computed tomography of the brain. Radiology 116 (1975) 641

Kreek, M.J., Balint, J.A.: „Skinny needle" cholangiography – results of a pilot study of a voluntary prospective method for gathering risk data on new procedures. Gastroenterology 78 (1980) 598

Kröger, W., Hauzeur, F., Rohde, L., Sitarek, U.: Zur Frage der Komplikationen infolge Kontrastmittelübertritts in Pankreasgewebe (Parenchymanfärbung) im Verlauf einer endoskopischen retrograden Pankreatikographie (ERP). Radiol. diagn. (Berl.) 19 (1978) 326

Laasonen, E.M., Ehrström, J., Toivakka, E., Roukkula, M.: Die Nebenwirkungen von Metrizamid und Meglumin-Jocarmat bei der lumbalen Myelographie. Fortschr. Röntgenstr. 127 (1977) 483

Lake, W.T., Engelbrecht, H.E.: A clinical and radiological trial of meglumine ioglycamate, a new intravenous cholangiographic contrast medium. South African Med. J. 50 (1976) 2007

Lalli, A.F.: Urographic contrast media reactions and anxiety. Radiology 112 (1974) 267

Lameer, C.: Lipiodolembolie, Lipodiurese und Lungenkapillaren. Fortschr. Röntgenstr. 119 (1973) 703

Lang, E.K.: Clinical evaluation of side effects of radiopaque contrast media administered via intravenous and intra-arterial routes in the same patient. Radiology 85 (1965) 666

Lang, E.K.: Complications of direct and indirect angiography of brachiocephalic vessels. Acta Radiol. Diagn. (Stockh.) 5 (1966) 296

Lang, J.H., Lasser, E.C.: Nonspecific inhibition of enzymes by organic contrast media. J. Med. Chem. 14 (1971) 233

Lang, J.H., Lasser, E.C.: Inhibition of adenosine triphosphatase and carbonic anhydrase by contrast media. Invest. Radiol. 10 (1975) 314

Lang, J.H., Lasser, E.C., Kolb, W.P.: Activation of serum complement by contrast media. Invest. Radiol. 11 (1976) 303

Langlotz, M.: Lumbale Myelographie mit wasserlöslichen Kontrastmitteln. Thieme, Stuttgart 1980

Lareau, D.G., Berta, J.W.: Fatal aspiration of thick barium. Radiology 120 (1976) 317

Lasser, E.C., Lang, J.H.: Inhibition of acetylcholinesterase by some organic contrast media. Invest. Radiol. 1 (1966) 237

Lasser, E.C., Lang, J.H.: Contrast-protein interactions. Invest. Radiol. 5 (1970) 446

Lasser, E.C., Lang, J.H.: Physiologic significance of contrastprotein interactions. I. Study in vitro of some enzyme effects. Invest. Radiol. 5 (1970) 514

Lasser, E.C.: Metabolic basis of contrast material toxicity – Status 1971. Amer. J. Roentgenol. 113 (1971) 415

Lasser, E.C., Walters, A., Reuter, S.R., Lang, J.H.: Histamin release by contrast media. Radiology 100 (1971) 683

Lasser, E.C.: Contrast media – Red blood cell interactions. Invest. Radiol. 8 (1973) 189

Lasser, E.C., Kolb, W.P., Lang, J.H.: Contrast media activation of serum complement system. (Letter to the Editor) Invest. Radiol. 9 (1974) 6A

Lasser, E.C., Walters, A.J., Lang, J.H.: An experimental basis for histamine release in contrast material reactions. Radiology 110 (1974) 49

Lasser, E.C., Sovak, M., Lang, J.H.: Development of contrast media idiosyncrasy in the dog. Radiology 119 (1976) 91

Lasser, E.C., Lang, J.H., Lyon, S.G., Hamblin, A.E.: Complement and contrast material reactors. J. Allergy Clin. Immunol. 64 (1979) 105

Lautrou, J.: Action des solutions des produits de contraste sur l'hémodynamique cardiaque au cours de la coronarographie chez le porc. Ann. Radiol. (Paris) 21 (1978) 261

Lea, T.M.: Gangrene following peripheral phlebography of the legs. Brit. J. Radiol. 43 (1970) 528

Lee, B.C.P., Zimmer, J.: Ventricular opacification after intravascular injections of contrast material. Radiology 128 (1978) 647

Legge, D., Staunton, H.: Minimising side effects in lumbar radiculography. Clin. Radiol. (Edinb.) 30 (1979) 559

Lehner, T.: Lignocaine hypersensitivity. Lancet 1971/I, 1245

Lèlek, J.: Beitrag zur nierenschädigenden Wirkung der Kontrastmittel. Fortschr. Röntgenstr. 125 (1976) 259

Leonidas, J.C., Burry, V.F., Fellows, R.A. et al.: Possible adverse effect of methylglucamine diatrizoate compounds on the bowel of newborn infants with meconium ileus. Radiology 121 (1976) 693·

Leung, P.C., Cheng, C.Y.: Extensive local necrosis following the intravenous use of x-ray contrast medium in the upper extremity. Brit. J. Radiol. 53 (1980) 361

Levi, A.J., Gatmaitan, Z., Arias, I.M.: Two hepatic cytoplasmic protein fractions, Y and Z, and their possible role in the hepatic uptake of bilirubin, sulfobromophthalein, and other anions. J. Clin. Invest. 48 (1969) 2156

Levitan, H., Rapoport, S.J.: Contrast media: Quantitative criteria for designing compounds with low toxicity. Acta Radiol. Diagn. (Stockh.) 17 (1976) 81

Lichtenstein, L.M., Osler, A.G.: Studies on the mechanisms of hypersensitivity phenomena. XI. The effect of normal human serum on the release of histamine from human leukocytes by ragweed pollen antigen. J. Immunol. 96 (1966) 159

Lichtman, M.A., Whitbeck, A.A., Murphy, M.: Facticious changes in binding of oxygen to hemoglobin when based on extracellular pH in the presence of certain blood additives like radiographic contrast media. Invest. Radiol. 10 (1975) 225

Lichtman, M.A., Murphy, M.S.: Reduced red cell membrane potential and acidification of the plasma in response to contrast materials. Invest. Radiol. 11 (1976) 588

Lieberman, P., Siegel, R.L., Kaplan, R.J., Hashimoto, K.: Chronic urticaria and intermittend anaphylaxis: Reactions to iophendylate. J. Amer. med. Ass. 236 (1976) 1495

Lieberman, P., Siegel, R.L., Taylor, W.W.: Anaphylactoid reactions to iodinated contrast material. J. Allergy Clin. Immunol. 62 (1978) 174

Lieberman, P., Siegel, R.L.: Complement activation following intravenous contrast material administration. J. Allergy Clin. Immunol. 64 (1979) 13

Liebman, P.R., Patten, M.T., Manny, J., Benfield, J.R., Hechtman, H.B.: Hepatic-portal venous gas in adults: Etiology, pathophysiology and clinical significance. Ann. Surg. 187 (1978) 281

Lierse, W.: Die Hirnkapillare und ihre Glia. Acta neuropath. (Berlin) Suppl. 4 (1968) 40

Light, J.A., Hill, G.S.: Acute tubular necrosis in a renal transplant recipient. Complication from drip infusion excretory urography. J. Amer. med. Ass. 232 (1975) 1267

Lindgren, I., Nevalainen, T., Mäki, T.: Scanning electron microscopy of the spreading of barium sulfate suspensions on the gastric mucosa of the rat. Acta Radiol. Diagn. (Stockh.) 19 (1978) 361

Lindgren, I.: Lecithine as an adjuvant in resorption of contrast medium in oral cholecystography. Acta Radiol. Diagn. (Stockh.) 19 (1978) 693

Lindgren, P., Saltzman, G.F., Tornell, G.: Vascular reaction to water-soluble contrast media. Acta Radiol. Diagn. (Stockh.) 7 (1968) 152

Lindgren, P., Saltzman, G.F.: Increase of subcapsular renal pressure after intravenous iodipamide and other parenteral contrast media. Acta Radiol. Diagn. (Stockh.) 15 (1974) 273

Littmann, D., Marcus, F.L.: Coronary insufficiency associated with oral administration of gallbladder dye. New Engl. J. Med. 258 (1958) 1248

Littner, M.R., Rosenfield, A.T., Ulreich, S., Putman, Ch.E.: Evaluation of bronchospasm during excretory urography. Radiology 124 (1977) 17

Loeb, P.M., Berk, R.N., Feld, G.K. et al.: Biliary excretion of iodipamide. Gastroenterology 68 (1975) 554

Loeb, P.M., Berk, R.N., Barnhart, J.L., Cobo-Frenkel, A.: Iotroxamate – A new intravenous cholangiographic agent. (Comparison with iodipamide and the effect of bile salts.) Gastroenterology 70 (1976) 863

Loeb, P.M., Barnhart, J.L., Berk, R.N.: Iotroxamide – A new intravenous cholangiographic agent. Radiology 125 (1977) 323

Löhr, E., Makosi, H.-B., Fiebach, O.: Über die Verträglichkeit von Kontrastmitteln bei Arteriographien unter besonderer Berücksichtigung des Blut-Elektrolyt-Stoffwechsels. Fortschr. Röntgenstr. 116 (1972) 367

Löhr, E., Göbbler, T., Makosi, H.-Br., Strötges, M.W., Popitz, J.: Über die Einwirkung von Kontrastmitteln auf das Myokard bei Koronarographien (experimentelle Untersuchungen des Elektrolyt-Stoffwechsels, Autoradiographien und elektronenmikroskopische Autoradiographien). I. Mitteilung. Fortschr. Röntgenstr. 121 (1974) 64

Löhr, E.: Myocardial response to contrast media: Effects on electrolyte metabolism and subcellular structures. Invest. Radiol. 12 (1977) 135

Madowitz, J.S., Schweiger, M.J.: Severe anaphylactoid reaction to radiographic contrast media: Recurrence despite premedication with diphenhydramine and prednisone. J. Amer. med. Ass. 241 (1979) 2813

Mähner, B., Krüger, R., Siehr, U., Wilhelmi, U.: Pharmakokinetische Untersuchungen mit dem neuen Gallenkontrastmittel Iodoxaminsäure. Fortschr. Röntgenstr. 125 (1976) 556

Malins, A.F.: Pulmonary oedema after radiologic investigations of peripheral occlusive vascular disease adverse reaction to contrast media. Lancet 1978/I, 413

Mamdani, B.H., Mehta, P.K., Mahurkar, S.D., Sassoon, H.: High-dose bolus urography. A superior technique in advanced renal failure. J. Amer. med. Ass. 234 (1975) 1054

Mani, R.L., Eisenberg, R.L., McDonald, E.J., Pollock, J., Mani, J.R.: Complications of catheter cerebral arteriography: Analysis of 5,000 procedures. I. Criteria and incidence. Amer. J. Roentgenol. 131 (1978) 861

Mani, R.L., Eisenberg, R.L.: Complications of catheter cerebral arteriography: Analysis of 5,000 procedures. II. Relation of complication rates to clinical and arteriographic diagnoses. Amer. J. Roentgenol. 131 (1978) 867

Mani, R.L., Eisenberg, R.L.: Complications of catheter cerebral arteriography: Analysis of 5,000 procedures. III. Assessment of arteries injected, contrast media used, duration of procedure and age of patient. Amer. J. Roentgenol. 131 (1978) 871

Mann, S., Zeitler, E.: Verhalten der Serumosmolarität bei hohen Kontrastmitteldosen im Rahmen der Angiographie. Fortschr. Röntgenstr. 122 (1975) 135

Marglin, S.J., Castellino, R.A.: Severe pulmonary hemorrhage following lymphography. Cancer 43 (1979) 482

Masel, H., Masel, J.P., Casey, K.V.: A survey of colon examination techniques in Australia and New Zealand, with a review of complications. Austral. Radiol. 15 (1971) 140

Masterson, J.B.: Clinical trial of ioglycamate, a new intravenous cholangiographic medium. J. Irish Med. Assoc. 66 (1973) 442

Mathieu, J., Looze, Y., Deconinck, M.: Comparative study of the binding to human serum albumin of biliscopine (a new cholangiographic contrast medium) and five other contrast media. Fortschr. Röntgenstr. 130 (1979) 418

Matthay, R.A., Putman, C.E., Paul, E.S., Marino, P.A., Smith, G.J.W., Kandwala, A.S., Gee, J.B.L., McLoud, T.C., Greenspan, R.H.: Effect of tantalum oxide on alveolar macrophage function. Invest. Radiol. 11 (1976) 398

May, R., Mignon, G.: Thrombophlebitis nach Phlebographie. In: Frommhold, W. et al.: Amipaque Workshop. Excerpta Medica, Amsterdam 1978, p. 214

Mayer, M.M.: Complement and complement fixation. In: Kabat and Mayer: Experimental Immunochemistry. Thomas, Springfield 1961, p. 133

McAfee, J.G., Willson, J.K.V.: A review of the complications of translumbar aortography. Amer. J. Roentgenol. 75 (1956) 956

McClennan, B.L., Kassner, E.G., Becker, J.A.: Overdose at excretory urography: Toxic cause of death. Radiology 105 (1972) 383

McClennan, B.L., Periman, P.O., Rockoff, S.D.: Positive immunological responses to contrast media. Letter to the Editor. Invest. Radiol. 11 (1976) 240

McConnell, R.W., Fore, W.W., Taylor, A.: Embolic occlusion of the renal artery following arteriography. Radiology 107 (1973) 273

McGraw, J., McLeod, R., McDonald, W. et al.: A rapid bedside test for intestinal perforation. J. Amer. med. Ass. 191 (1965) 939

Meier, F., Siegismund, G., Gotz, J.: Protracted anaphylactic shock after methyl-glucamine iodipamide. Med. Klin. 71 (1976) 2077

Meiselman, H.J., Merrill, E.W., Gilliland, E.R., Pelletier, G.A., Salzmann, E.W.: Influence of plasma osmolarity on the rheology of human blood. J. Appl. Physiol. 22 (1967) 772

Meyer-Burg, J., Kater, F.: Zur Bedeutung der Serumtransaminasen nach Applikation trijodierter, lebergängiger Röntgen-Kontrastmittel. Dtsch. med. Wschr. 95 (1970) 1444

Michel, J.R., Moreau, J.F.: La prévention des accidents d'intolérance aux produits iodés au cours des urographies intra-veineuses. J. Radiol. Electrol. Med. Nucl. 56 (1975) 140

Mikkelsen, K., Madson, E.H., Sorensen, H.B., Kristensen, L.H.: Complications by translumbar aortography. Fortschr. Röntgenstr. 125 (1976) 371

Millbern, S.M., Bell, S.D.: Prevention of anaphylaxis to contrast media. Anesthesiology 50 (1979) 56

Miller, W.L., Doppman, J.L., Kaplan, A.P.: Renal arteriography following systemic reaction to contrast material. J. Allergy Clin. Immunol. 56 (1975) 291

Mills, S.R., Jackson, D.C., Older, R.A., Heaston, D.K., Moore, A.V.: The incidence, etiologies, and avoidance of complications of pulmonary angiography in a large series. Radiology 136 (1980) 295

Milman, N., Stage, P.: High-dose urography in advanced renal failure. II. Influence on renal and hepatic function. Acta Radiol. Diagn. (Stockh.) 15 (1974) 104

Moore, J.J., Sax, S.M.: Elimination of dextrose interference in serum protein determination. Clin. Chem. 18 (1972) 393

Moreau, J.F., Droz, D., Sabto, J., Jungers, P., Kleinknecht, D., Hinglais, N., Michel, J.R.: Osmotic nephrosis induced by water-soluble triiodinated contrast media in man. A retrospective study of 47 cases. Radiology 115 (1975) 329

Morgan, C., Hammack, W.J.: Intravenous urography in multiple myeloma. New Engl. J. Med. 275 (1966) 77

Morley, A.R.: Pulmonary reaction to Hytrast. Thorax 24 (1969) 353

Moss, A., Nelson, J., Amberg, J.: Intravenous cholangiography, an experimental evaluation of several currently proposed methods. Amer. J. Roentgenol. 117 (1973) 406

Moss, A.A.: Double-blind comparison of iodipamide and iodoxamate using direct and drip infusion intravenous cholangiography. Amer. J. Roentgenol. 128 (1977) 931

Mudge, G.H.: Some questions of nephrotoxicity. Invest. Radiol. 5 (1970) 407

Mudge, G.H.: Uricosuric action of cholecystographic agents, possible factor in nephrotoxicity. New Engl. J. Med. 284 (1971) 929

Mueller, P.R., Harbin, W.P., Ferrucci, J.T., Wittenberg, J., van Sonnenberg, E.: Fine-needle transhepatic cholangiography: Reflections after 450 cases. Amer. J. Roentgenol. 136 (1981) 85

Mützel, W., Taenzer, V., Wolf, R.: Biotransformation of ioglycamic acid, iodoxamic acid and iotroxic acid in man. Invest. Radiol. 11 (1976) 598

Murtagh, F.R., Sanders, M.B.: Precipitation of water-soluble contrast material (Gastrografin) in the stomach in a case of outlet obstruction. Radiology 126 (1978) 386

Musk, A.W., Gandevia, B., Palmer, F.J.: Peripheral pooling of bronchographic contrast media: Evidence of its relationship to smoking and emphysema. Thorax 33 (1978) 193

Myers, G.H., Witten, D.M.: Acute renal failure after excretory urography in multiple myeloma. Amer. J. Roentgenol. 113 (1971) 583

Nadel, J.A., Wolff, W.G., Graf, P.D.: Powdered tantalum as a medium for bronchography in canine and human lungs. Invest. Radiol. 3 (1968) 229

Nahum, H., Desbleds, M.T., Marsault, C.: Complications of intravenous cholangiography. Results of an inquiry launched by the French Radiological Society. J. Radiol. Electrol. Med. Nucl. 56 (1975) 535

Nahum, H., Levesoue, M.: Complications of oral cholecystography. Results of a survey by the French Radiological Society. J. Radiol. Electrol. Med. Nucl. 56 (1975) 614

Nakadar, A.S., Harris Jones, J.N.: Sialadenitis after intravenous pyelography. Brit. Med. J. 1971/3, 351

Naterman, H.L., Robins, S.A.: Cutaneous test with diodrast to predict allergic systemic reactions. J. Amer. Med. Ass. 119 (1942) 491

Neal, R.R., Harvey, K.G., Cantwell, K.G., Press, H.C.: Clinical comparison of iocetamic acid (Cholebrine) and iopodate sodium (Oragrafin). Amer. J. Roentgenol. 132 (1979) 735

Nebel, O.T., Silvis, S.E., Rogers, G., Sugawa, C., Mandelstam, P.: Complications associated with endoscopic retrograde cholangiopancreatography. Gastrointest. Endoscopy 22 (1975) 34

Nesbit, R.M.: Experience with the avoidance of allergic reactions to pyelographic media by the use of antihistamine drugs. Ann. N.Y. Acad. Sci. 78 (1959) 852

New, P.F.J., Scott, W.R., Schur, J.A. Davis, K.R., Taveras, J.M.: Computerized axial tomography with the EMI scanner. Radiology 110 (1974) 109

Ngan, H., James, K.W.: Hepatic oil embolism following lymphography. Brit. J. Radiol. 51 (1978) 788

Nordahl, D.L., Siber, F.J., Robbins, A.H., O'Hara, E.T.: Nonfatal venous intravasation from the site of diverticulitis during barium enema examination. Amer. J. Digest. Dis. 18 (1973) 253

Norman, D., Stevens, E.A., Wing, S.D. et al.: Quantitative aspects of contrast enhancement in cranial computed tomography. Radiology 129 (1978) 683

Notter, G.: Conjunktival- und Cutan-Test bei Verwendung von Jod-Komplexsalzen als Röntgen-Kontrastmittel. Acta Radiol. (Stockh.) 31 (1949) 60

Noveroske, R.J.: Intracolonic pressure during barium enema examination. Amer. J. Roentgenol. 91 (1964) 852

Noveroske, R.J.: Perforation of the rectosigmoid by a bardex balloon catheter: Report of 3 cases. Amer. J. Roentgenol. 96 (1966) 326

Noveroske, R.J.: Barium sulfate into the heart from extraperitoneal rupture of the rectosigmoid. J. Indiana State Med. Assoc. 63 (1970) 32

Noveroske, R.J.: Perforation of a normal colon by too much pressure. J. Indiana State Med. Assoc. 65 (1972) 23

von Numers, C.: Durch Lymphographie hervorgerufene Veränderungen der Lymph- und Blutgefäße. Ann. Chir. Gynaec. Fenn. 54 (1965) 232

Ochsner, S.F., Calonje, M.A.: Reactions to intravenous jodides in urography. South Med. J. 64 (1971) 907

Olbing, H., Bohlmann, H.G., Brunier, E., Schreiber, M.: Kontrastmittelzwischenfälle nach Ausscheidungsurographien bei Kindern. Urologe B 13 (1973) 127

Older, R.A., Miller, J.P., Jackson, D.C. et al.: Angiographically induced renal failure and its radiographic detection. Amer. J. Roentgenol. 126 (1976) 1033

Older, R.A.: Contrast induced renal failure: A radiological problem and a radiological diagnosis. Radiology 131 (1979) 553

Olin, T.: Precipitation of a cholegraphic contrast medium in a dog. Acta Radiol. Diagn. (Stockh.) 18 (1977) 469

Oliphant, M., Whalen, J.P., Evans, J.A.: Time of optimal gallbladder opacification with Bilopaque (tyropanoate sodium). Radiology 112 (1974) 531

Olivecrona, H.: Complications of cerebral angiography. Neuroradiology 14 (1977) 175

Oppermann, H.C., Klett, M., Willich, E.: Metrizamid in der kinderurologischen Röntgendiagnostik. In: Frommhold, W. et al.: Amipaque Workshop. Excerpta Medica, Amsterdam 1978 (p. 190)

Osler, A.G.: The C3 shunt participation in allergic tissue injury. In: Goodfriend, L., Sehon, A.H., Orange, R.P. (Eds.): Mechanisms in Allergy. Reagin-mediated Hypersensitivity. Dekker, New York 1973

Osler, A.G., Sandberg, A.L.: Alternate complement pathways. Progr. Allergy 17 (1973) 51

Owman, T., Olin, T.: Biliary excretion of urographic contrast media: Iothalamate, diatrizoate, P 286 and metrizamide. Ann. Radiol. (Paris) 21 (1978) 309

Parks, R.E.: Double-blind study of four oral cholecystographic preparations. Radiology 112 (1974) 525

Partanen-Talsta, A., Hyyppä, S., Hirvonen, H.: Generalized fatal Ba SO_4 embolism from vaginal application of colonographic enema. Forensic Sci. 6 (1975) 9

Patterson, R., Schatz, M.: Administration of radiographic contrast medium after a prior adverse reaction. Ann. Intern. Med. 83 (1975) 277

Paulin, S., Adams, D.F.: Increased ventricular fibrillation during coronary arteriography with a new contrast medium preparation. Radiology 101 (1971) 45

Pearson, M.D., Gilkes, R., Hall, J.H., Boultbee, J.E., Saxton, H.M.: Sodium or methylglucamine? A comparison of iothalamates in urography. Brit. J. Radiol. 44 (1971) 55

Pendergrass, E.P., Chamberlin, G.W., Godfrey, E.W., Burdick, E.D.: A survey of deaths and unfavorable sequelae following the administration of contrast media. Amer. J. Roentgenol. 48 (1942) 741

Pendergrass, E.P., Hodes, Ph.J., Tondreau, R.L., Powell, C.C., Burdick, E.D.: Further consideration of deaths and unfavorable sequelae following the administration of contrast media in urography in the United States. Amer. J. Roentgenol. 74 (1955) 262

Pendergrass, H.P., Tondreau, R.L., Pendergrass, E.P., Ritchie, D.J., Hildreth, E.A., Askovitz, S.J.: Reactions associated with intravenous urography. Radiology 71 (1958) 1

Pereiras, R., White, P., Dusol, M., Irvin, G., Hutson, D., Lieberman, B., Schiff, E.R.: Percutaneous transhepatic cholangiography utilizing the Chiba University needle. Radiology 121 (1976) 219

Pereiras, R., Chiprut, R.O., Greenwald, R.A. Schiff, E.R.: Percutaneous transhepatic cholangiography with the „skinny" needle. Ann. Intern. Med. 86 (1977) 562

Peterson, B.A., Stalenheim, G.: Histamine release from human leukocytes. A serum factor necessary for the induction of histamine release and desensitization by protein A. Immunology 32 (1972) 623

Pfister, R.C., Hutter, A.M.: Cardiac alterations during intravenous urography. Invest. Radiol. 15 (1980) 239

Phelps, M.E., Grubb, R.L., Ter-Pogossian, M.M.: In vivo regional cerebral blood volume by x-ray fluorescence: Validation of method. J. Appl. Physiol. 35 (1973) 741

Pinet, A., Tran Minh, V., Boucherat, M., Dubreuil, A., Magis, J.P.: Hepatography with intravenously injected emulsified iodolipids. Acta Radiol. Diagn. (Stockh.) 17 (1976) 41

Pitré, D., Felder, E.: Development, chemistry, and physical properties of iopamidol and its analogues. Invest. Radiol. 15 (1980) 301

Postlethwaite, A.F., Kelley, W.N.: Uricosuric effect of radiocontrast agents. Ann. Intern. Med. 74 (1971) 845

Potvliege, R., Mathieu, J., Brauman, J.: Absence of in vitro effects of ioglycamide in blood proteins and paraproteins. Schering, Berlin 1978 (p. 79)

Raininko, R.: Endothelial injury caused by angiographic contrast media. Acta Radiol. Diagn. (Stockh.) 20 (1979) 410

Raininko, R.: Endothelial permeability increase produced by angiographic contrast media. Fortschr. Röntgenstr. 131 (1979) 433

Ranke, M., Nothjunge, J., Mentzel, H.: Kongenitale Struma bei einem Frühgeborenen nach Amniographie. Mschr. Kinderheilk. 125 (1977) 941

Rapoport, S.I.: Effect of concentrated solutions on blood-brain barrier. Amer. J. Physiol. 219 (1970) 270

Rapoport, S.I., Hori, M., Klatzo, I.: Testing of a hypothesis for osmotic opening of the blood-brain barrier. Amer. J. Physiol. 223 (1972) 323

Rapoport, S.I.: Reversible opening of the blood-brain barrier by osmotic skrinkage of the cerebrovascular endothelium: Opening of the tight junctions as related to carotid arteriography. In: Hilal, S.K. (Ed.): Small Vessel Angiography. Mosby, St. Louis 1973 (p. 137)

Rapoport, S.I., Levitan, H.: Neurotoxicity of x-ray contrast media: Relation to lipid solubility and blood-brain barrier permeability. Amer. J. Roentgenol. 122 (1974) 186

Rapoport, S.I., Thompson, H.K., Bidinger, J.M.: Equi-osmolal opening of the blood-brain barrier in the rabbit by different contrast media. Acta Radiol. Diagn. (Stockh.) 15 (1974) 21

Rapoport, S.I.: Blood-Brain Barrier in Physiology and Medicine. Raven Press, New York 1976 (p. 164)

Ravel, R.: Histopathology of lymph nodes after lymphangiography. Amer. J. clin. Path. 46 (1966) 335

Reichenbach, D.D., Moss, N.S., Meyer, E.: Pathology of the heart in sudden cardiac death. Amer. J. Cardiol. 39 (1977) 865

Rentrop, P.: Koronarangiographie: Komplikationsraten, technische Neuerungen. Röntgenpraxis 30 (1977) 1

Richert, S., Sartor, K., Holl, B.: Subclinical organic psychosyndroms on intrathecal injection of metrizamide for lumbar myelography. Neuroradiology 18 (1979) 177

Ring, J., Messmer, K.: Infusionstherapie mit kolloidalen Volumenersatzmitteln. Anästhesist 26 (1977) 279

Ritchie, W.G.M., Lynch, P.R., Stewart, G.J.: The effect of contrast media on normal and inflamed canine veins. Invest. Radiol. 9 (1974) 444

Ritchie, W.G.M., Soulen, L.R., Rogers, P.W.: Effect of phlebography on 125-I uptake test. Amer. J. Roentgenol. 133 (1979) 855

Rivera, M., Hadlock, F.P., O'Meara, M.E.: Pulmonary edema secondary to acute epiglottitis. Amer. J. Roentgenol. 132 (1979) 991

Robbins, A.H., Sargent, E.N., Vincent, M.E., Boswell, W., Meyers, H.I.: Double blind comparison of meglumine iodoxamate (Cholovue) and meglumine iodipamide (Cholografin). Amer. J. Roentgenol. 127 (1976) 257

Robbins, A.H., Rosenfield, A.T., Pizzolato, N.F., Irwin, G.A., Putman, C.E., Gerzof, S.G., Ulreich, S.: Drip infusion urography with meglumine iodamide. Amer. J. Roentgenol. 131 (1978) 1043

Robbins, J.S., Mittemeyer, B.T., Neiman, H.L.: The persistent nephrogramm: A sentinel sign of contrast reaction. J. Urol. (Baltimore) 114 (1975) 758

Robinson, A.E., Hall, K.D., Yokoyama, K.N., Capp, M.P.: Pediatric bronchography: The problem of segmental pulmonary loss of volume. I. A retrospective survey of 165 pediatric bronchograms. Invest. Radiol. 6 (1971) 89

Robinson, A.E., Hall, K.D., Yokoyama, K.N., Capp, M.P.: Pediatric bronchography: The problem of segmental pulmonary loss of volume. II. An experimental investigation of the mechanism and prevention of pulmonary collapse during bronchography under general anesthesia. Invest. Radiol. 6 (1971) 95

Robinson, J.C., Teitelgaum, S.L.: Stercoral ulceration and perforation of the sclerodermatous colon. Dis. Colon Rectum 17 (1974) 622

Robinson, J.S., Arzola, D.D., Moody, R.A.: Acute renal failure following cerebral angiography and infusion computerized tomography. Case report. J. Neurosurg. 52 (1980) 111

Rockoff, S.D., Brasch, R., Kuhn, C., Chraplyvy, M.: Contrast media as histamine liberators I. Invest. Radiol. 5 (1970) 503

Rockoff, S.D., Brasch, R.: Contrast media as histamine liberators III. Invest. Radiol. 6 (1971) 110

Rockoff, S.D., Kuhn, C., Chraplyvy, M.: Contrast media as histamine liberators IV. Invest. Radiol. 6 (1971) 186

Rockoff, S.D., Kuhn, C., Chraplyvy, M.: Contrast media as histamine liberators V. Invest. Radiol. 7 (1972) 177

Rockoff, S.D., Aker, U.T.: Contrast media as histamine liberators VI. Invest. Radiol. 7 (1972) 403

Rogausch, H.: Influence of Ca^{2+} on red cell deformability and adaptation to sphering agents. Pflügers Arch. 373 (1978) 43

Rolfe, E.B., Maguire, P.D.: The incidence of headache following various techniques of metrizamide myelography. Brit. J. Radiol. 53 (1980) 840

Rosati, G., Schiantarelli, P.: Biliary excretion of contrast media. Invest. Radiol. 4 (1970) 232

Rosati, G., DeMichelli, P., Schiantarelli, P.: Pharmacological properties of a new oral contrast medium for cholecystography. Acta Radiol. Diagn. (Stockh.) 12 (1972) 335

Rosati, G., Schiantarelli, P., Tirone, P.: Radiopaque contrast media. XXVII — pharmacologic properties of iodoxamic acid, a new contrast medium for intravenous cholegraphy. Farmaco 28 (1973) 43

Rosenbaum, E.H., Reich, S.B.: Binding of radiographic contrast media to serum proteins. Radiology 86 (1966) 515

Rosenfield, A.T., Littner, M.R., Ulreich, S., Farmer, W.C., Putman, C.E.: Respiratory effects of excretory urography: A preliminary report. Invest. Radiol. 12 (1977) 295

Rosenthal, A., Litwin, S.B., Laver, M.B.: Effect of contrast media used in angiography on hemoglobin-oxygen dissociation. Invest. Radiol. 8 (1973) 191

Russel, J.G.B., Frederick, P.R.: Clinical comparison of tyropanoate sodium, iopodate sodium, and iopanoic acid. Radiology 112 (1974) 519

Russell, J.G.B., Maguire, B.G.: Metrizamide in hysterosalpingography. Brit. J. Radiol. 52 (1979) 421

Salti, I.S., Kronfol, N.O.: Aggravation of thyrotoxicosis by an iodinated contrast medium. Brit. J. Radiol. 50 (1977) 670

Salvesen, S., Nilsen, P.L., Holterman, H.: Ameliorating effects of calcium and magnesium ions on the toxicity of isopaque sodium. I. Acute toxicities and toxicities in the brain. Acta Radiol. (Stockh.) Suppl. 270 (1967) 17

Salvesen, S.: Acute toxicity tests of metrizamide. Acta Radiol. (Stockh.) Suppl. 335 (1973) 5

Salvesen, S.: Local toxicity of metrizamide in intravascular injections. Acta Radiol. (Stockh.) Suppl. 335 (1973) 166

Salvo, A.F., Capron, C.W., Leigh, K.E., Dillihunt, R.C.: Barium intravasation into portal venous system during barium enema examination. J. Amer. med. Ass. 235 (1976) 749

Sanen, F.J., Myerson, R.M., Teplick, J.G.: Etiology of serous reactions to oral cholecystography. Amer. med. Ass. Arch. Intern. Med. 113 (1964) 241

Sargent, E.N., Barbour, B.H. et al.: Evaluation of renal function following double infusion of intravenous cholangiography. Amer. J. Roentgenol. 117 (1973) 412

Sauer, R., Elke, M.: Häufigkeit und Intensität pulmonaler Mikroölembolien nach Erst- und Wiederholungs-Lymphographien bei Patienten vor und nach Bestrahlung abdomineller Lymphknotengruppen. Radiol. clin. biol. 42 (1973) 403

Schafier, B., Koehler, R., Daniel, R., Wohl, G.T., Rivera, E., Wayne, A., Meyers, M.S., Skelley, J.F.: A critical evaluation of lymphangiography. Radiology 80 (1963) 917

Schatz, M., Patterson, R., O'Rourke, J., Nickelsen, J., Northup, C.: The administration of radiographic contrast media to patients with a history of a previous reaction. J. Allergy Clin. Immunol. 55 (1975) 358

Scheitza, E., Seehars, F., Braun, H.: Urographische Effekte unterschiedlicher Diuresezustände. Fortschr. Röntgenstr. 125 (1976) 257

Schenker, B.: Drip infusion pyelography: Indications and applications in urologic roentgen diagnosis. Radiology 83 (1964) 12

Schmerwitz, W.: Injection cholecystography – Influence of radiopaque substance and injection time on the excretion of contrast media and incidence of side effects. Röntgenblätter 30 (1977) 64

Schmerwitz, W., Rosch, E.: Influence of radiopaque substance and concentration of contrast media as well as time of infusion on excretion of contrast medium and incidence of side effects. Röntgenblätter 30 (1977) 71

Schmid-Schönbein, H., Aspelin, P.: Der Einfluß hypertoner Röntgenkontrastmittel auf die Mikrorheologie menschlicher Erythrozyten. In: Zeitler, E.: Neue Aspekte des Kontrastmittel-Zwischenfalls. Schering, Berlin 1978 (p. 15)

Schmidt, R.C.: Probleme der Myelographie mit Metrizamid (Amipaque®) bei älteren Patienten. In: Frommhold, W. et al.: Amipaque Workshop. Excerpta Medica, Amsterdam 1978 (p. 20)

Schmidt, R.C.: Mental disorders after myelography with metrizamide and other water-soluble contrast media. Neuroradiology 19 (1980) 153

Schmitt, H.E.: Zwischenfälle bei selektiver Koronarographie. Dtsch. med. Wschr. 99 (1974) 838

Schmitt, H.E., Burkart, F., Bertel, O.: Lävokardiographie mit Metrizamid. In: Frommhold, W. et al.: Amipaque Workshop. Excerpta Medica, Amsterdam 1978 (p. 115)

Schneider, P., Goeckenjan, G., Jungblut, R.: Lymphographie mit öligen Kontrastmitteln – Komplikationen und Kontraindikationen. Radiologe 16 (1976) 432

Schoen, D., Puppe, D.: In welchem Ausmaß hat sich die Vortestung auf die Verhütung von Kontrastmittel-Zwischenfällen ausgewirkt? Fortschr. Röntgenstr. 123 (1975) 253

Scholz, F.J., Johnston, D.O., Wise, R.E.: Hepatotoxicity in cholangiography. J. Amer. med. Ass. 229 (1974) 1724

Scholz, F.J., Johnston, D.O., Wise, R.E.: Intravenous cholangiography – Optimum dose and methodology. Radiology 114 (1975) 513

Schubert, R.: Allergie bei jodhaltigen Nierenkontrastmitteln. Z. Urol. 40 (1947) 76

Schulze, B.: Die Wirkung trijodierter Röntgenkontrastmittel auf Gerinnung, Fibrinolyse und Thrombozyten. Arzneim.-Forsch./Drug. Res. 27 (1977) 2128

Schwartz, S.M., Benditt, E.P.: Cell replication in the aortic endothelium: A new method for study the problem. Lab. Invest. 28 (1973) 699

Seaman, W.B., Cosgriff, S., Wells, J.: Renal insufficiency following cholecystography. Amer. J. Roentgenol. 90 (1963) 859

Seaman, W.B., Wells, J.: Complications of the barium enema. Gastroenterology 48 (1965) 728

Seidel, G., Groppe, G., Meyer-Burgdorff, C.: Contrast media as histamine liberators in man. Agents and Actions 4 (1974) 143

Seldinger, S.J.: Catheter replacement of the needle in percutaneous arteriography. A new technique. Acta Radiol. (Stockh.) 39 (1953) 368

Setter, J.G., Maher, J.F., Scheiner, G.E.: Acute renal failure following cholecystography. J. Amer. med. Ass. 184 (1963) 102

Shapiro, J.H., Rubinstein, B., Jacobsson, H.G., Poppel, M.H.: Pulmonary oil embolism, a complication of hysterosalpingography. Amer. J. Roentgenol. 77 (1957) 1055

Shehadi, W.H.: Adverse reactions to intravascularly administered contrast media. A comprehensive study based on a prospective survey. Amer. J. Roentgenol. 124 (1975) 145

Shehadi, W.H.: Survey on adverse reactions to contrast media. Report on 146,368 cases. 14th Internat. Radiol. Congr., Rio de Janeiro 1977

Shehadi, W.H., Toniolo, G.: Adverse reactions to contrast media. Radiology 137 (1980) 299

Sherwood, T.; Doyle, F.H., Boulton-Jones, M. et al.: The intravenous urogram in acute renal failure. Brit. J. Radiol. 47 (1974) 368

Siefert, H.M., Mützel, W., Schöbel, C., Weinmann, H.-J., Wenzel-Hora, B.J., Speck, U.: Iotasul, a water-soluble contrast agent for direct and indirect lymphography. Lymphology 13 (1980) 150

Siegle, R.L., Lieberman, Ph.: Measurement of histamine, complement components and immune complexes during patient reactions to iodinated contrast material. Invest. Radiol. 11 (1976) 98

Siegle, R.L., Lieberman, Ph.: A review of untoward reactions to iodinated contrast material. J. Urol. (Baltimore) 119 (1978) 581

Siegle, R.L., Lieberman, Ph., Jennings, B.R., Rice, M.C.: Iodinated contrast material: Studies relating to complement activation, atopy, cellular association, and antigenicity. Invest. Radiol. 15 (1980) 13

Silvis, S.E., Nebel, O., Rogers, G., Sugawa, C., Mandelstam, P.: Endoscopic complications. Results of the 1974 American Society for Gastrointestinal Endoscopy Survey. J. Amer. med. Ass. 235 (1976) 928

Sink, J.D., Wechsler, A.S., Pellom, G.L., Thompson, W.M.: Effect of B-15,000 (Iopamidol). A new non-ionic contrast agent, on cardiac function of the isolated rat heart. Invest. Radiol. 14 (1979) 508

Siraganian, R.P., Hook, W.A.: Complement-induced histamine release from human basophils. II. Mechanism of the histamine release reaction. J. Immunol. 116 (1976) 639

Skalpe, I.O., Amundsen, P.: Thoracic and cervical myelography with metrizamide. Radiology 116 (1975) 101

Skalpe, I.O.: Adhesive arachnoiditis following lumbar radiculography with water-soluble contrast agents. Radiology 121 (1976) 647

Skalpe, I.O., Lundervold, A., Tjorstad, K.: Cerebral angiography with non-ionic (metrizamide) and ionic (meglumine metrizoate) water-soluble contrast media. Neuroradiology 14 (1977) 15

Skalpe, I.O., Sortland, O.: Myelography. Lumbar, Thoracic, Cervical with Water-Soluble Contrast Medium (Amipaque). Textbook and Atlas. Tanum-Norli, Oslo 1978a

Skalpe, I.O.: Lumbale, thorakale und zervikale Myelographie mit Metrizamid (Amipaque). In: Frommhold, W. et al.: Amipaque Workshop. Excerpta Medica, Amsterdam 1978b (p. 2)

Smith, M.J.G., Kendall, B.E., Tomlinson, S.: Adverse general reactions to high doses of methylglucamine-based contrast media. Brit. J. Radiol. 47 (1974) 566

Smith, T.R., Frater, R., Spataro, J.: Delayed granuloma following bronchography. Chest 64 (1973) 122

Sobin, S., Frasher, W.G., Jacobsson, G., van Eeckhoven, F.A.: Nature of adverse reactions to radiopaque agents. J. Amer. med. Ass. 170 (1959) 1546

Soehendra, N.: Technik, Schwierigkeiten und Ergebnisse der endoskopisch-retrograden Cholangio-Pankreatikographie (ERCP). Chirurg 48 (1977) 98

Sokol, G.H., Clouse, M.E., Kotner, L.M., Sewell, J.B.: Complications of lymphangiography in patients of advanced age. Amer. J. Roentgenol. 128 (1977) 43

Sokoloff, J., Berk, R.N., Lang, J.H., Lasser, E.C.: The role of the Y and Z hepatic proteins in the excretion of radiographic contrast materials. Radiology 106 (1973) 519

Sovak, M., Siefert, H.M., Ranganathan, R.: Combined methods for assessment of neurotoxicity: Testing of new non-ionic radiographic media. Invest. Radiol. 15 (1980) 248

Speck, U., Nagel, R., Leistenschneider, W., Mützel, W.: Pharmakokinetik und Biotransformation neuer Röntgenkontrastmittel für die Uro- und Angiographie beim Patienten. Fortschr. Röntgenstr. 127 (1977) 270

Speck, U., Düsterberg, B., Mannesmann, G., Siefert, H.M.: Pharmakologie der Jotroxinsäure, eines neuen intravenösen Cholegraphikums. Arzneim.-Forsch./Drug Res. 28 (II) (1978) 2143

Speck, U., Düsterberg, B., Mannesmann, G., Siefert, H.M.: Pharmakologie der Jotroxinsäure, eines neuen intravenösen Cholegraphikums. Arzneim.-Forsch./Drug Res. 28 (II) (1978) 2290

Speck, U., Siefert, H.M.: Nachweis von spezifischen Nebenwirkungen beim pharmakologischen Screening neuer Kontrastmittelsubstanzen. In: Zeitler, E.: Neue Aspekte des Kontrastmittel-Zwischenfalls. Schering, Berlin 1978 (p. 27)

Speck, U., Mützel, W., Mannesmann, G., Pfeiffer, H., Siefert, H.M.: Pharmacology of non-ionic dimers. Invest. Radiol. 15 (1980) 317

Speck, U., Siefert, H.M., Klink, G.: Contrast media and pain in peripheral arteriography. Invest. Radiol. 15 (1980) 335

Speck, U.: Persönliche Mitteilung. Schering, Berlin 1980

Sperber, J., Sperber, G.: Hepatic excretion of radiocontrast agents. In: International Encyclopedia of Pharmacology and Therapeutics. Sect. 76, I: Radiocontrast agents. Pergamon Press, Oxford 1971

Stadalnik, R.C., Zakauddin, V., da Silva, O., Davies, R., Kraus, J.F., Mason, D.T.: Electrocardiographic response to intravenous urography: Prospective evaluation of 275 patients. Amer. J. Roentgenol. 129 (1977) 825

Stadler, F.L., Herold, R., Kistler, J.J.: Lidocain intoxication. Schweiz. med. Wschr. 109 (1978) 1941

Stake, G.: Amipaque in pediatric urography. 15th Ann. Meet. Europ. Soc. Ped. Radiol., Brussels, April 22nd, 1978

Stanley, R.J., Melson, G.L., Cubillo, E., Hesker, A.E.: A comparison of three cholecystographic agents. A doubleblind study with and without a prior fatty meal. Radiology 112 (1974) 513

Stanley, R.J., Pfister, R.C.: Bradycardia and hypotension following use of intravenous contrast media. Radiology 121 (1976) 5

Steidle, B., Grehn, S., Seif, F.J.: Jodinduzierte Hyperthyreose durch Kontrastmittel. Dtsch. med. Wschr. 104 (1979) 1435

Stein, H.L., Hilgartner, M.W.: Alteration of coagulation mechanism of blood by contrast media. Amer. J. Roentgenol. 104 (1968) 458

Stewart, E.T., Dodds, W.J.: Predictability of rectal incontinence on barium enema examination. Amer. J. Roentgenol. 132 (1979) 197

Stillman, A.E.: Hepatotoxic reaction to iodipamide meglumine injection. J. Amer. med. Ass. 228 (1974) 1420

Stitik, F.P., Bartelt, D., James, A.E., Proctor, D.F.: Tantalum tracheography in upper airway obstruction: 100 experiences in adults. Amer. J. Roentgenol. 130 (1978) 35

Stuart, C.: Die Fragwürdigkeit der sogenannten Verträglichkeitstests vor der Anwendung jodhaltiger Kontrastmittel. Radiologe 5 (1965) 171

Sutherland, L.R., Edwards, L.A. et al.: Meglumine iodipamide (Cholografin) hepatotoxicity. Ann. intern. Med. 86 (1977) 437

Taenzer, V., Koeppe, P.: Vergleichende Untersuchungen mit etikettiertem Biligrafin und Bilivistan am Menschen. Fortschr. Röntgenstr. 102 (1965) 538

Taenzer, V., Herms, H.J.: Intravenöse Cholegraphie mit Biligram. Fortschr. Röntgenstr. 114 (1971) 102

Taenzer, V., Rühl, U.: Intravenöse Cholegraphie: Einfluß der Kontrastmittelmenge auf Bildgüte und Nebenwirkungen. Fortschr. Röntgenstr. 115 (1971) 808

Taenzer, V., Blumenbach, L., Heitzeberg, H., Kolb, K.H., Speck, U., Wolf, R.: Intravenöse Cholegraphie mit Chologram. Doppelblindstudie gegen Bilivistan. Fortschr. Röntgenstr. 123 (1975) 414

Taenzer, V., Speck, U., Wolf, R.: Pharmakokinetik und Plasmaeiweißbindung von Iotroxinsäure (Biliscopin), Iodoxamsäure (Endomirabil) und Ioglycaminsäure (Biligram). Fortschr. Röntgenstr. 126 (1977) 262

Taenzer, V., Volkhardt, V.: Double-blind comparison of meglumine iotroxate (Biliscopin), meglumine iodoxamate (Endobil) and meglumine ioglycamate (Biligram). Amer. J. Roentgenol. 132 (1979) 55

Talner, L.B., Lang, J.H., Brasch, R.C., Lasser, E.C.: Elevated salivary iodine and salivary gland enlargement due to iodinated contrast media. Amer. J. Roentgenol. 112 (1971) 380

Talner, L.B., Coel, M.N., Lang, J.H.: Salivary secretion of iodine after urography. Radiology 106 (1973) 263

Tannenbaum, H., Ruddy, S., Schur, P.H.: Acute anaphylaxis associated with serum complement depletion. J. Allergy Clin. Immunol. 56 (1975) 226

Teates, C.D., Hunter, J.G.: Unusual retention of iodized oil. Amer. J. Roentgenol. 111 (1971) 562

Tejler, L., Almèn, T., Holtås, S.: Proteinuria following nephroangiography. I. Clinical experiences. Acta Radiol. Diagn. (Stockh.) 18 (1977) 634

Theander, G., Wehlin, L.: Retention of water-soluble contrast medium in the urinary and genital tracts. Acta Radiol. Diagn. (Stockh.) 18 (1977) 187

Thompson, M.A., Summers, R.: Barium impaction as a complication of gastrointestinal scleroderma. J. Amer. med. Ass. 235 (1976) 1715

Threefoot, S.A.: Fate of oil in the lungs after lymphography. In: Rüttimann, A. (Ed.): Progress in Lymphology. Thieme, Stuttgart 1967 (p. 321)

Thurnherr, N., Brühlmann, W.F., Krejs, G.J., Bianchi, L., Faust, H., Blum, A.L.: Fulminant cholangitis and septicemia after endoscopic retrograde cholangiography (ERC) in two patients with obstructive jaundice. Amer. J. Digest. Dis. 21 (1976) 477

Till, G., Papke-Hesse, C., Rother, U., Lenhard, V., Gemsa, D.: Activation of serum complement and liberation of leukotactic and anaphylatoxin activity by x-ray contrast media. Fed. Proc. 36 (1977) 1264

Till, G., Rother, U., Gemsa, D.: Activation of complement by radiographic contrast media: Generation of chemotactic and anaphylatoxin activities. Int. Arch. Allergy Appl. Immunol. 56 (1978) 543

Tirone, P., Rosati, G.: Radiopaque contrast media: XXVIII – Toxicologic studies with iodoxamic acid, a new intravenous cholegraphic agent. Farmaco 28 (1973) 1011

Tirone, P., Rosati, G.: Radiopaque contrast media: XXXVIII – Iopronic acid, a new contrast medium for oral cholecystography: Toxicologic investigations. Farmaco 31 (1976) 437

Toniolo, G., Buia, L.: Risultati di una inchiesta nazionale sugli incidenti mortali da iniezione di mezzi di contrasto organo-iodati. Radiol. med. 52 (1966) 625

Totty, W.G., Koehler, R.E., Cheung, L.Y.: Significance of retained barium in the appendix. Amer. J. Roentgenol. 135 (1980) 753

Tourtellotte, W.W., Haerer, A.F., Heller, G.L., Somers, J.E.: Post-lumbar puncture headaches. Thomas, Springfield (Illinois) 1964

Tourtellotte, W.W., Henderson, W.G., Tucker, R.P., Gilland, O., Walker, J.E., Kokman, E.: A randomized double-blind clinical trial comparing the 22 versus 26 gauge needle in the production of the post-lumbar puncture syndrome in normal individuals. Headache, 12 (1972) 73

Treichel, J., Koeppe, P., Dörflinger, B., Trueber, E., von Löwis, R.: Klinisch-radiologische Beurteilung von Bariumsulfatsuspensionen für die Doppel-Kontrastuntersuchung des Magens. Fortschr. Röntgenstr. 127 (1977) 308

Trüber, E., Sörensen, R.: Der Einfluß von Metrizamid auf Serumkomplement und Gerinnungssystem. In: Frommhold, W. et al.: Amipaque Workshop. Excerpta Medica, Amsterdam 1978 (p. 161)

Tsamplakos, D.: Akute Jodintoxikation nach Uroselektan. Med. Klinik 37 (1931) 1353

Ulmer, W.T.: Persönliche Mitteilung. Universitätsklinik Bergmannsheil, Bochum 23.11.1978

Violante, M.R., Dean, P.B., Fischer, H.W., Mahoney, J.A.: Particulate contrast media for computed tomographic scanning of the liver. Invest. Radiol. 15 (1980) 171

Violante, M.R., Fischer, H.W., Mahoney, J.A.: Particulate contrast media. Invest. Radiol. 15 (1980) 329

Virkkunen, P., Retulainen, M.: A new method for studying barium sulphate contrast media in vitro. Some factors contributing to the visualization of areae gastricae. Brit. J. Radiol. 53 (1980) 765

Vogelsang, H., Schmidt, R.: Cervical myelography using metrizamide and lateral C.1–2 approach. Acta Radiol. (Stockh.) Suppl. 355 (1977) 164

Vogelsang, H., Schmidt, R.E.: Spinale Reizerscheinungen nach Myelographie mit Amipaque bei Patienten mit schwerer Kyphoskoliose. Fortschr. Röntgenstr. 131 (1979) 90

Vortestung: Stellungnahme der Europ. Ges. für Radiologie und der Dtsch. Röntgengesellschaft (1967). Fortschr. Röntgenstr. 108 (1968) 126

Wakkers-Garritsen, B.G., Houwerziji, J., Nater, J.P., Wakkers, P.J.M.: IgE-mediated adverse reactivity to a radiographic contrast medium. Ann. Allergy 36 (1976) 122

Webb, J.A.W., Fry, I.K., Cattell, W.R., Cummack, B., Jewell, S.E.: The effect of osmotic diuresis on urinary iodine concentration using contrast media of differing osmolality. Brit. J. Radiol. 51 (1978) 106

Weber, J.: Zum Stellenwert der Bronchographie in der Chirurgie des Bronchialkarzinoms. Radiol. diagn. (Berlin) 18 (1977) 165

Weikl, A., Durst, O.E., Lang, E.: Komplikationen der selektiven Koronarographie in Abhängigkeit von verwendeten Kontrastmitteln. Fortschr. Röntgenstr. 123 (1975) 218

Wende, S., Schulze, A.: Die cerebrale Angiographie und ihre Komplikationen. Bericht über 2854 Untersuchungen. Fortschr. Röntgenstr. 94 (1961) 494

Wende, S., Marx, P.: Tierexperimentelle Untersuchungen über die Schädigung der Blut-Hirn-Schranke durch Kontrastmittel. Radiologe 6 (1966) 509

Wennberg, J.E., Okun, R. et al.: Renal toxicity of oral cholecystographic media: Bunamiodyl sodium and iopanoic acid. J. Amer. med. Ass. 186 (1963) 461

Wenz, W.: Kontrastmittelvortestung. Fortschr. Röntgenstr. 108 (1968) 126

Whitney, B.P., Bell, G.D.: Single bolus injection or slow infusion for intravenous cholangiography? – Measurement of iodipamide (Biligrafin) excretion using a rhesus monkey model. Brit. J. Radiol. 45 (1972) 891

Whitney, B.P., Bell, G.D.: Levels of ioglycamate (Biligram) in the bile of the rhesus monkey following intravenous infusion at different dose-rates. Brit. J. Radiol. 49 (1976) 118

Wildenthal, K., Mierzwiak, D.S., Mitchell, J.H.: Acute effects of increased serum osmolality on left ventricular performance. Amer. J. Physiol. 216 (1969) 898

Williams, A.L., Haughton, V.M., Syvertsen, A.: CT diagnosis of herniated nucleus pulposus. Radiology 135 (1980) 95

Winkler, K.: Lebernekrosen nach Infusions-Cholangiographie. Dtsch. med. Wschr. 103 (1978) 420

Wishart, D.L., Dotter, C.T.: Comparison of the opacifying characteristics and pharmacologic responses of iocetamic acid (Cholebrine), a new oral cholecystographic agent, with sodium tyropanoate (Bilopaque). Amer. J. Roentgenol. 119 (1973) 429

Witcombe, J.B.: Renal tubular sludging of meglumine iodipamide (Biligrafin). Brit. J. Radiol. 51 (1978) 579

Witcombe, J.B., Horwitz, R., Cremin, B.J.: Intravenous cholangiography in childhood. Brit. J. Radiol. 52 (1979) 452

Witten, D.M., Hirsch, F.D., Hartman, G.W.: Acute reactions to urographic contrast media: Incidence, clinical characteristics and relationship to history of hypersensitivity states. Amer. J. Roentgenol. 119 (1973) 832

Witten, D.M.: Reactions to urographic contrast media. J. Amer. med. Ass. 231 (1975) 974

Wolfromm, R., Dehouve, A., Degrand, F., Wattez, E., Lange, R., Crehalet, A.: Les accidents graves par injection intraveineuse de substances jodées pour urographie. J. Radiol. Electrol. Med. Nucl. 47 (1966) 346

Yocum, M.W., Heller, A.M., Abels, R.I.: Radiographic contrast media pretesting (Abstract). Proc. Amer. Congr. Allergy, New York 1977

Yocum, M.W., Heller, A.M., Abels, R.I.: Efficacy of intravenous pretesting and antihistamine prophylaxis in radiocontrast media-sensitive patients. J. Allergy Clin. Immunol. 62 (1978) 309

Young, A.E., Lynn Edwards, I., Irving, D., Hanning, C.D.: Fat embolism after pertrochanteric venography. Brit. med. J. 1973/4, 592

Young, M.O.: Acute appendicitis following retention of barium in the appendix. Arch. Surg. 77 (1958) 1011

Young, S.W., Rumbaugh, C.L.: Time-related contrast enhancement of blood, normal muscle, and V2 carcinoma in the rabbit as determined by CT scanning. Invest. Radiol. 13 (1978) 334

Young, S.W., Turner, R.J., Castellino, R.A.: A strategy for the contrast enhancement of malignant tumors using dynamic computed tomography and intravascular pharmacokinetics. Radiology 137 (1980) 137

Zaunbauer, W., Grandjean, E.M., Paumgartner, G., Fuchs, W.A.: Die Kinetik der biliären Ausscheidung der Gallekontrastmittel Ioglycamid, Iodoxamat und Iotroxamat beim Hund. Schweiz. med. Wschr. 111 (1981) 157

Zeit, R.M.: Angioneurotic edema following ingestion of iocetamic acid. Radiology 123 (1977) 590

Zeitler, E.: Risiko der Arteriographie in Lokalanästhesie. Münch. med. Wschr. 120 (1978) 129

Zeitler, E.: Kontrastmittelrisiko arterieller Angiographie. In: Zeitler, E.: Neue Aspekte des Kontrastmittel-Zwischenfalls. Schering, Berlin 1978 (p. 117)

Zeman, R.K.: Disseminated intravascular coagulation following intravenous pyelography. Invest. Radiol. 12 (1977) 203

Zimmon, D.S., Falkenstein, D.B., Riccobono, C., Aaron, B.: Complications of endoscopic retrograde cholangiopancreatography. Gastroenterology 69 (1975) 303

Zipfel, J.: Die Reduktion der kardialen Nebenwirkungen ionischer Kontrastmittel bei der Koronarographie durch Calciumzusatz. Z. Kardiol. 69 (1980) 406

Zweiman, B., Mishkin, M.M., Hildreth, E.A.: An approach to the performance of contrast studies in contrast material reactive persons. Ann. intern. Med. 83 (1975) 159

Nachtrag:

Fuchs, W. (ed.): Contrast enhancement in body computerized tomography. Thieme, Stuttgart–New York, 1981

Sachverzeichnis